医院流程管理与信息化实践研究

吕　颖　著

中国纺织出版社有限公司

内 容 提 要

　　本书立足于医院流程管理基础理论与信息化系统两个方面，首先，对流程管理的概念与发展趋势进行简要概述；其次，对医院信息化系统的构建进行梳理和分析；再次，对医务、医政、运营等的管理流程设计进行阐述；最后，在集成平台与区域协同就诊流程优化策略方面进行探讨。本书论述严谨，结构合理，条理清晰，内容丰富，其能为当前的医院流程管理与信息化实践相关理论的深入研究提供借鉴。

图书在版编目（CIP）数据

医院流程管理与信息化实践研究 ／ 吕颖著 . －－北京：中国纺织出版社有限公司，2023.4
　　ISBN 978-7-5229-0505-1

　　Ⅰ．①医… 　Ⅱ．①吕… 　Ⅲ．① 医院－业务流程－管理②医院－管理－信息化　 Ⅳ．① R197.32

　　中国国家版本馆 CIP 数据核字（2023）第 063784 号

责任编辑：史　岩 　责任校对：高　涵 　责任印制：储志伟

中国纺织出版社有限公司出版发行
地址：北京市朝阳区百子湾东里A407号楼　邮政编码：100124
销售电话：010—67004422 　传真：010—87155801
http://www.c-textilep.com
中国纺织出版社天猫旗舰店
官方微博http://weibo.com/2119887771
北京虎彩文化传播有限公司印刷　各地新华书店经销
2023年4月第1版第1次印刷
开本：710×1000　1/16　印张：12.25
字数：210千字　定价：99.90元

前　　言

　　构建数字化医院是提升我国医疗水平、确保医疗水准和患者安全的关键途径，是提高医院运营效率和决策水平的重要手段，也是提升用户体验的重要依托。流程是数字化医院建设的核心之一，但无论是患者服务流程（如取药），还是医院内部业务流程（如术中冰冻病理），各家医院常常不统一，患者也经常无所适从；承担具体医院信息化建设任务的医疗信息化企业更是面临巨大挑战，需要根据甲方提出的流程需求进行客户化改造。各医院采用规范化、标准化的业务流程一直是医疗信息化企业梦寐以求的事情，但一方面由于流程优化、流程再造一直在路上；另一方面由于不同的医院实际情况不同，包括地理位置、科室、患者、经济、历史等因素，流程很难实现统一和标准。

　　建立标准医疗流程模型，是提取多家医院在医疗流程方面的宝贵经验并加以整理，在符合国家卫生管理部门行业标准的基础上，固化到一种统一的表达形式上，从而实现医疗流程的规范化和标准化，为各医院之间的协作（特别是信息系统的集成和信息共享）提供基础，对信息化医院建设起到重要的支撑作用。

　　本书立足于医院流程管理基础理论与信息化系统两个方面，首先，对流程管理的概念与发展趋势进行简要概述；其次，对医院信息化系统的构建进行梳理和分析；再次，对医务、医政、运营等的管理流程设计进行阐述；最后，在集成平台与区域协同就诊流程优化策略方面进行探讨。本书论述严谨，结构合理，条理清晰，内容丰富，其能为当前的医院流程管理与信息化实践相关理论的深入研究提供借鉴。

吕颖

2023 年 2 月

目　　录

第一章
流程管理基础概述

第一节　流程管理

流程管理（Business Process Management，BPM）是现代企业管理中的一种重要手段与支撑技术，它对于提高企业绩效与顾客满意率等层面起到了有效的促进作用，在企业管理学领域得到了高度重视。在企业管理中，流程管理的成功运用也受到了许多医院管理人员的关注。

一、流程管理的概念

《现代汉语词典》中"流程"本来的意思是水流的距离，引申含义为加工过程，也就是从原材料到产品的各个生产环节。《牛津英语大词典》将流程的概念界定为：一个或一系列持续的、有规律的行为，该行为以一种确定的形式开始或实施，从而达到某一具体结果。通常来讲，流程是由一系列独立的工作构成的，是使输入的过程成为输出的整个过程。在管理学领域，得到广泛认可的是美国著名管理学专家迈克尔·哈默的理论。他认为，流程指的是有组织活动之间的互相关联，从而为客户产生可以带来价值的效能，并指出流程的两大特点：第一，以客户为中心，包含内部客户与外部客户；第二，突破职能部门、分支机构或子单位的现有界限。根据以上"流程"的概念，我们可以看出，流程管理自身并不是一个全新的概念，可以说，随着社会组织形态的出现，对应的工作流程和管理逐渐产生。

二、流程管理的意义

（一）医院品牌竞争力的展示

我国改革开放以来，各行各业的竞争表现为从以产能为主导的规模竞争转变成以品牌为主导的竞争。这也印证了经济学家托勒夫的看法：世界经济正从制造经济、服务经济向以经验为中心的品牌经济转变。在产品实质区别化程度较低、服务水平总体提升较大的情况下，品牌及利用品牌传播与达成的体验价值将变成企业竞争优势的关键源泉。流程是医院竞争力的重要表现和源泉，重视流程中各步骤的管理对于医院的品牌建设与竞争优势的提高具有重要作用。在流程管理方面，要按照医院的发展策略，开展个性化的运营活动和运营模式。通过不断地积累和传承经验与知识，医院将不断完善现有模式，从而达到节约医疗成本、提升医院竞争优势的目的。

(二)对于组织结构的作用

业务流程管理模式，是指使目前的企业管理模式从以职业分割依据的金字塔状结构的层次管理模式向以流程为引导的扁平化网状组织管理模式转化。传统的职业化管理模式将部门当作分界，将整个流程切分开，而这种零散化的流程是影响医院工作水平与效率问题的根本原因。只有将整个过程作为一个整体来看待，并且实施全过程的管理，才能使医院的绩效得到极大提升。流程决定组织，而不是组织决定流程，寻求简化和高效的模式。医院流程重视的首要成果是患者的满意程度，将医院的经营重心转向患者，也就是将患者的需要代替医院的便利来设计工作与程序，经过流程管理后，各个部门在创造价值时的位置与功能更加清晰，确立以患者为核心的理念，而科室的功能则更多的是为患者服务。现代公司的职业单位数目和层级将大幅压缩，企业的组织结构也从"多级管理"向"扁平化"发展。根据专业技术划分的职业单位仍然存在，但是各部门间的"界限"会大幅缩小。

(三)提高医院的工作效率

管理的主要目标在于追求效率与效益，缺乏效益的效率就失去了价值，没有效率的提升也无法保证效益。流程管理应该持续提高内部运转效率，利用经营流程管理，对内部运行不断进行改善；确定流程负责人，实现工作任务结构化；在流程的重要节点明确效率和时间要求；构建信息集中和共享的信息系统。

(四)提升医院总体管理水平

流程是工作的直观反映，能够将生产过程从最初到最后的每一个步骤和它们之间的联系按照不同层面表现出来。这种特征使我们认识、沟通、研究和控制工作都有了可执行的客体。其主要功能表现在以下四方面。

1.增强职员的工作积极性

在经营过程中,职员将会被划分成具备领导与交流技能的"流程领袖",以及各种应用领域的专业人士,所有人都能够按照自己的特长来决定发展道路,从而极大提升了他们的工作积极性。

2.分析、改善、控制工作

通过流程管理,管理者能够更好地理解医院各个层次上的价值链构成情况,以及单项生产的各个实际工作步骤。并且,它不仅限于认识,还能够解析合理性、改善、记录、判断、控制各方面工作。

3.管理者清楚地知晓最后产出与每一个完成产出的步骤,有利于设计和改善工作

医院的各方面工作都要按照流程来进行,强化流程的把控,能够有效地提升医院的管理水平。专业的管理设备,能够对各个步骤展开掌控,通过程序化、规范化、信息化的方式来评价和管理;易于迅速修正和完善,及时应对突发情况的产生;便于分工合作,更好地体现团队精神。业务流程重组不是为强化管理而设计各项管理制度,并对其实施监控,而是为了强化部分管理与总体流程相结合。

4.对于人事管理和评价、薪酬体系的影响

医院把"流程"作为工作的重心之后,对管理人员的评价不会从不同的行政层面进行,而是将总体流程的实施成果作为员工考察、薪水评价的标准。

三、流程管理的起源与发展

流程管理是一种将标准化方式构建终端到终端的优秀业务流程作为中心,旨在不断地改善企业经营业绩的系统化途径;是一种将客户作为引导,利用跨部门合作,持续强化企业全部流程增值能力的系统化管理方式和技术。20世纪90年代中后期,流程管理被正式提出,但流程管理理念的萌芽还十分久远。随着萌芽的产生,相关的流程管理技术产生并发展起来。在不同的历史时期,流程管理的发展划分为三个时期:流程管理的形成与发展时期,流程管理的初步产生时期,流程管理的系统和成熟时期。

(一)流程管理的形成与发展时期(20世纪初～80年代末)

泰罗时代就出现了流程管理的理念。在20世纪初,泰罗的流程理念被隐藏在了实践工作和指导手册的条款中。那时的流程管理叫作"方法与过程分析"(methods and procedures analysis)。随着科学管理的兴起和管理科学的发展,流程管理产生并发展起来,诞生了相关的流程管理的途径与技术。主要技术有以下三种。

1.泰罗的"方法与过程分析"

最早的流程理念是从泰罗的科学管理思想开始的。泰罗于1911年出版了《科学管理原理》,代表着管理理论的产生。知名管理学专家德鲁克曾对其给予了很高的评价。他相信,科学管理的出现开创了运用知识来研究工作流程的先河。泰罗最先提出对工作流程展开系统化的研究,并由此形成了工业工程的主要理论。在工业工程中,生产作业被划分为四方面:设计、加工、装配和测试。在那个时代,流程管理主要是对原料加工、零件加工、分装与总装等活动在车间里进行的组织和物流过程的把控。

2.福特的流水线(Assembly Line,AL)

1908年,亨利·福特开始制造福特"T"型汽车,这是第一次使用大范围流水线生产,提高了生产效率、减少了成本和销售价格,使"T"型车在世界范围内畅销,并成为最赚钱的汽车。这家公司由此变成了全球最大的汽车企业,亨利还被称为"汽车大王"。流水线技术的出现,使得流程管理进入了一个全新的阶段,并逐渐变成大型生产公司的一项重要的管理技术。

3.全面质量管理(Total Quality Management,TQM)

全面质量管理是企业管理现代化、科学化的一个关键技术。20世纪60年代在美国兴起,后来又在西欧和日本获得广泛普及和发展。以日本为引路者的TQM在20世纪70年代盛行,其更注重流程思维和流程优化,将流程优化和流程思维应用到更普遍的企业管理领域。TQM寻求流程的持续和逐步优化。工作重心集中于流程中的某个功能领域,通过尽量减少已有流程的变化来寻求持续优化,因此,更多地使用流程统计测量和流程图等工具。TQM还以客户为流程执行的起点,旨在以持续优化的功能来满足客户需求。从这一点能够看出,在这个时期,尽管流程管理已经取得了长足的进步,并且涌现出许多关键的流程管理途径和技术,使企业的经营业绩有了显著的提高,然而,它们只针对单个的企业经营管理步骤,而非对企业总体的经营过程;针对单个步骤的管理进行优化,而非顾及企业总体的经营过程的科学性和优化。从总体来看,这时的流程管理属于一种自觉产生与发展的过程,它的主要理念依然是以职业管理为主,而流程管理技术作为辅助方式之一,与职业管理相结合。

(二)流程管理的初步产生时期(20世纪80年代~20世纪末)

随着全球经济一体化进程的加快,计算机软硬件技术的飞速发展,企业迎来了一个千载难逢的机会,也面临着巨大的挑战。在此期间,各类流程管理的手段与技术层出不穷,例如企业资源规划(ERP)、供应链管理(SCM)、客户关系管理(CRM)等技术不断产生,并且在实际应用中最终促成了流程再造理念的诞生。在此阶段,流程管理技术与手段的标志性技术包括以下方面。

1.管理信息系统(Management Information System,MIS)

管理信息系统是由人、计算机构成的,是指搜集、传输、存储、处理、维护和利用管理信息的系统。它还是一种以计算机为设备,具备数据加工、预估、控制、辅助决策等多种作用的信息系统。20世纪80年代,在全球市场竞争压力下,尤其是伴随着日本制造业的快速发展,美国商界人士指出,美国之所以"衰落",很大程度上是由于IT技术不能完全地适用于制造业,他们把更加高等级的计算机系统的运用当作处理逐渐复杂的制造问题的有效方式。调查结果显示,美国公司在20世纪80年代投资了1万亿美元用于发展IT技术(Christopher Farrell,1994)。这极大地促进了美国计算机技术的进步,同时促进了对于信息的流程管理。

2.企业资源计划(Enterprise Resources Planning,ERP)

ERP是美国加特纳集团于20世纪90年代早期率先提出的以计算机辅助信息管理系统为基础的现代企业管理模式,其追求在公司管理的各种活动步骤中,全面运用现代信息技术构建信息网络系统,实现公司运营管理中物流、信息流、资金流、工作流的一体化。完成资源合理分配,加速公司对于市场的响应,以此提升企业的管理效率和水准,最终提升公司的经济效益和竞争优势(kanel J & V Sridharan,1998)。

3.企业流程再造(Business Process Reengineering,BPR)

20世纪80年代,日本的汽车生产总量已经超越美国,成为全球最大的汽车生产国。大批物美价廉的日本汽车在美国销售,导致美国汽车的市场占有率从100%降至64%(陈志祥,2002)。激烈的市场竞争环境的变化使得企业必须对经营过程进行反思,从而增强自身的竞争优势。美国从20世纪90年代开始实行改革管理。美国麻省理工学院迈克·哈默教授于1990年最先在《哈佛商业评论》中发布了一篇名为 *Reengineering Work:Don't Automate,but oblite'rate* 的论文,他提出了美国商界必须重新思考他们的管理理念和运作流程,并且必须对现有的工作流程展开一次再设计,才可以使企业脱离危险并重新获得发展的机遇。哈默于1993年与CSC管理咨询公司董事长詹姆斯·钱皮(James Champy)共同提出了企业流程再造(Business Process Reengineering,BPR)的理念,也就是对企业经营过程展开彻底反思和重新设计,以深入优化企业的成本、质量、服务和速度等方面内容。哈默认为,企业流程就是从根本上考虑和彻底地设计企业的流程,使其在成本、质量、服务和速度等关键指标上取得显著的提高。关键理念就是美国企业应对其组织管理理念与运作流程进行反思,并全面利用美国在信息科技及信息产业方面的长处,对公司的各项工作流程进行再设计与重构,以适应日益激烈的竞争,变幻莫测的环境与更加复杂的公司环境状况。

总而言之,由于 IT 技术的进步和管理理念的持续革新,流程逐渐受到人们的关注,流程管理从幕后走到了舞台上。在此期间,流程管理已由面向单一步骤的流程优化转变成面向企业的全过程重构,重点突出了流程的策略管理特征,突出能够利用一次性的途径展开重组,从而实现了流程优化的目标。

(三)流程管理的系统和成熟时期(20 世纪末至今)

进入 21 世纪,随着互联网技术的飞速发展,大量的虚拟组织出现,现代企业的经营环境也发生变化,进入电子商务时代。20 世纪 90 年代中后期,学术界产生了一种更新的管理模式,即流程管理。流程管理给予企业"一个更完善的流程优化途径",并可以弥补流程再造的缺陷。防止陷入新的管理潮流的陷阱(De Toro & McCabe,1997)。这一阶段的管理改革,使流程管理更多地被运用于实践中,其技术与理念日趋成熟。

这一阶段的流程管理的改革主要体现在构建流程建模语言(Business Process Modeling Language,BPML)和流程管理系统(Business Process Management System,BPMS)方面。

BPML 是一种元语言,它与 XML 在数据建模方面的应用类似,主要用在流程建模方面。它为抽象的、可操作的工作流程定义了一个形式化的模型。BPML定义的流程涉及包含各种复杂程度的活动、事务、数据管理、并发性处理和操作语义的企业经营流程的各个层面,从而使流程界定清楚化成为可能,并保证流程的概念在整个产品的生命周期都是统一的,所以 BPML 可以使项目负责人、流程分析师与技术人员共享自身的设计、执行并优化流程。由于商业合作伙伴之间对流程理解达成一致,共同协作、流程集成也会更加容易。

BPMS 是一种基于 BPML 的模拟与运行环境,它支持各种流程。前期的信息系统是直接把业务流程写进程序。业务流程中的变化就代表着程序的变化,这是一个耗时耗力还容易产生错误的过程。随着计算机技术的飞速发展,工作流程技术渐渐被引进信息系统,就像数据库管理系统将数据和应用系统分离开来,业务流程管理系统也可以使业务流程管理独立于应用程序,使业务流程的改变不会受到应用程序的限制,而图形化模拟环境使这个改变过程更加简单、有趣。它使应用系统的设计和开发方式得到了彻底改变,使业务流程的设计和调试功能真正地由业务人员来完成,从而随时满足业务流程对企业和管理者的要求。因此,业务流程管理系统会使管理软件的设计和整合方面发生变革。

从这一点可以看出,在这个时期,流程管理的范围持续扩张,企业和雇员能够营造出一个新的、快速运转的流程。这一时期流程设计的首要目的是适应不断变化的需求。通过灵活多变的业务流程,企业实现全价值链的可控和持续的改善。

四、流程管理的发展趋势

综观发展的全过程,流程管理会变成管理理论和实践的核心理念,而流程管理技术可以变成管理技术中的核心技术和主流技术。信息化、电子化、网络化、平台化是流程管理演进的必然趋势,从多个角度来剖析它的发展过程。在生产企业中,流程管理技术的演变呈现出以下六个发展方向。

(一)从隐性到显性的流程技术演变方向

泰罗于1911年出版了《科学管理原理》,开创了管理学的先河。此时,泰罗的"方法与过程分析"中就包含流程管理的理念和技术。在那个时代,流程管理主要是对原料加工、零件加工、分装与总装等活动在车间里进行的组织和物流过程的把控。"流程"这一术语尚未产生,而是通过"方法"与"过程"等词汇体现,它能够被视为流程与流程技术的潜在萌芽。从甘特图和福特的流水线、全面质量管理技术,到MIS、ERP企业资源计划的产生,都是流程技术的不断发展和优化,流程管理技术也从潜藏在过程研究、方法研究和效率研究等幕后走向台前。然而,直到1990年,美国麻省理工学院迈克·哈默教授提出了企业流程再造,流程才真正地从隐性变成显性,从配角变成主角,流程各项管理技术才突飞猛进地发展起来。随着供应链管理(SCM)、客户关系管理(CRM)、企业应用集成(EAI)、工作流程管理等技术的兴起与使用,流程管理进入了一个新的时期,到20世纪90年代中后期,流程管理概念被正式提出,代表着全新的管理革新阶段的来临。

(二)从单一技术到综合化技术的流程技术发展方向

通过对流程管理技术所涵盖的内容及其所涉及的各方面内容进行分析,我们看出,该技术存在三个发展时期:阶段流程的管理技术、单一流程管理技术、综合流程管理技术。技术的发展显示出流程管理技术向复合化、综合化、集成化方向发展。

第一，泰罗的"方法与过程分析"等阶段流程管理技术，是对特定活动中的个别小阶段展开流程分析与优化。甘特图就是其中之一。

第二，单一流程管理技术指的是公司某个业务的全过程的流程管理，涉及福特公司的流水线、全面质量管理技术等九大类。例如，福特公司的流水线是对总体生产过程的改善，而 TQM 则是对整个品质控制过程的改善。这个时期的流程管理技术主要是以企业某个活动的总体流程为中心来进行的。

第三，综合流程管理技术指的是在企业中包含两种以上的活动流程管理技术，制造资源计划（Manufacturing Resource Planning，MRP Ⅱ）能够当作这种技术的起点。制造资源计划是基于物料需求计划（MRP）产生的。该系统不但能制订产品与零件的生产进度计划及物资采购计划，还能从中直接获取销售收入、存货资金占用量、产品成本等财务信息，是涵盖公司所有生产资源的管理信息系统。很容易就能发现，MRP Ⅱ 的最大改进是将业务数据与财务数据整合，并集成了JIT（Just In Time，意思是即时）的运作模式和 MRP 的规划模式，使财务信息远远落后于生产信息的问题得到解决，并作为指引和调整生产行为的准则，以此实现公司整体盈利的总目标。此后相继涌现的并行工程技术、ERP 企业资源规划技术等都具备这种能力，并在此基础上得到了延伸，例如，往前端、后端延伸的SCM、CRM，从企业内部往外延伸的 ERP 技术，流程管理系统技术等，全面展示出流程技术的综合性特征、流程发展的综合性及网络化技术的整体趋势。

（三）逐渐信息化的流程技术发展方向

在信息技术快速发展的今天，人们已经意识到了信息技术在战略上的关键作用。纵览流程管理技术的发展过程，我们还能看出，流程技术信息化发展倾向的日益增强。从最初的公司内部生产信息管理，到对企业内部信息进行全方位管理，再到企业的内外信息整合。就信息管理层面而言，它可以分为三个时期。

第一个时期，从泰罗的"方法与过程分析"，到 20 世纪 90 年代的闭环 MRP，这个时期的信息处理工作主要是在公司内部进行，而且信息技术的运用比较少，我们将其叫作企业内部信息初级管理时期。

第二个时期，20 世纪 80 年代 MIS 的问世，代表着企业内部信息全方位管理时期的起点，尤其是 ERP 的诞生，使得企业内部生产、财务、人力资源管理、决策支持等多方面作用集中在一起，同时实现集团化、跨地域、国际化运营，达成企业资源各个层面资源的有效配置与均衡的目标。因此，促进了各种制造业在信息化背景下的管理信息系统发展方向与改革。

第三个时期，SCM 供应链管理的兴起，将流程管理技术的发展推向了内部和外部信息的交流与融合时期,产生企业信息化流程,从而实现了对企业信息流程的重构,使企业将流程作为核心构建信息系统,并支撑企业国际化运营。

(四)电子化与网络化进一步整合的趋势

从整个流程管理技术的发展过程来看,电子化与网络化的发展特征十分显著。20世纪50年代中期,网络化兴起于美国,其发展离不开计算机的运用。随着计算机技术和软件技术的不断发展,网络计划技术在实际中的运用越来越广泛。网络计划技术是流程设计、流程优化和流程控制的一种有效手段。MIS诞生于20世纪80年代,是一种以计算机为工具,具备数据加工、预估、控制、辅助决策等多种功能的信息系统,可以作为流程管理电子化的起点。电子化发展推动了流程管理技术的发展和完善。随着电子化和网络化的整合,流程管理技术也得到了普遍应用,从而引发了一场管理学的变革,即流程管理的变革,其适合信息时代的流程管理观念,并且会代替传统管理观念,成为管理观念的主流。

(五)模块化、标准化与平台化的发展趋势

从流程开发设计方面来说,流程开发技术从传统的开发和设计时期经过电子网络化开发时期过渡到标准化、模块化开发时期。尤其是流程建模语言、流程管理系统的产生,使流程管理技术步入了模块化、平台化的开发时期。这可以使工作流程直接、快速地运转,与数据库管理系统(DBMS)运行数据库查询语言(SQL)类似,无须开发软件。这使流程开放时间大大减少,并且使流程管理技术得到广泛运用。由此可以预见,随着流程管理技术的不断改进和广泛应用,新的流程管理变革将会来临。正如Windows技术为计算机使用带来的变革,模块化、平台化的流程管理技术也将为流程管理带来一场变革。

(六)外部化、扩展化趋势逐步加强

在社会和经济发展过程中,流程管理技术已经从内部流程管理技术逐步过渡到外部化时期。其发展可以划分为内部局部流程管理时期、内部网络化时期、外部网络化时期、电子商务时期四个时期。

第一个时期,内部局部流程管理是指在网络技术尚不发达,生产力水平低下的生产运行情况下使用的流程管理技术与手段,它是一种以手工劳动为主的单调的流程技术,如泰罗的"方法与过程分析"、甘特图、福特生产线、TQM技术等。

第二个时期,内部网络化时期是指企业内部管理中采用IT网络技术的阶段。20世纪50年代网络计划技术问世到20世纪90年代ERP问世前,属于企业内部网络化时期。在此期间,流程管理从单一流程过渡为企业内部整体流程。ERP

是企业内部网络化时期的标志。

第三个时期,外部网络化是指企业间的信息网。在此期间,公司从内部的流程管理发展到了企业与企业之间的流程管理。供应链管理是一个面向终端用户的各个步骤的有关供应商之间的垂直网络,是外部网络化时期的标志。

第四个时期,电子商务时期指的是供应链管理链条上加入企业与海关、银行、税务等横向联系,形成一个涵盖整个社会的电子商务。因此,企业的流程管理已不再限于企业与企业之间,而是向整个社会延伸。其中,流程管理系统便是电子商务时期的标志。

流程管理初入我国医疗卫生领域就备受医院管理者的青睐,各层次的管理者纷纷围绕流程管理进行相关的应用研究,并将其与其他技术、理论(如信息技术、排队论、六西格玛等)相融合,形成了相互交叉、相互影响的发展方向。在后面的章节中,笔者将详细介绍排队论、业务流程重组,以及如何将六西格玛运用于门诊流程管理领域。

第二节　流程管理的基础理论

一、方法和过程分析

(一)流程管理的产生

泰罗时代第一次提出了流程管理的概念。20世纪初期,泰罗提出的流程理念潜藏在具体工作和指导手册的条目中。那时的流程管理理念叫作"方法与过程分析"。随着科学管理的兴起和管理科学的发展,流程管理产生并发展起来。一系列的流程管理手段与技术应运而生。泰罗于1911年出版了《科学管理原理》,开创了管理理论的先河。此时,泰罗的"方法与过程分析"中就包含流程管理的理念和流程技术。德鲁克曾对其给予了很高的评判,他指出科学管理的出现开创了运用知识来研究工作流程的先河。泰罗最先对工作过程展开系统化研究,并由此形成了工业工程的主要理念。在工业工程中,生产作业活动可以划分为四大类:设计、加工、装配和测试。在那个时期,流程管理主要是指对于原料加工、零件加工、分装和总装进行全车间的组织与物流过程的把控。"流程"这一术语尚未产生,它通过"方法"与"过程"等词语体现,能够被视为流程与流程技术的潜在萌芽。

(二)泰罗科学管理理念的精髓

《科学管理原理》是科学管理学的理论基石,代表着科学管理理论的正式产生,被称作"泰罗制",泰罗也被称为"科学管理之父"。泰罗的科学管理思想精髓可以归纳为如下三方面内容。

1.作业管理

作业管理包括一套科学方法。第一,制定一套科学的工作方法。泰罗相信,科学管理的核心问题就是要提高劳动生产率,其目标为提升各个单位的产量。泰罗用一套简明扼要的事实,论述了国家所有行业中因为工作效率低下所造成的巨量损失,并阐明了发掘工人潜能的重要性。第二,制定科学的员工培训办法。要充分发挥人才的潜能,就要实现人尽其才。1895年,泰罗推行了一套极具刺激性的薪酬体系,即差别工资制度,旨在激发劳动者的工作热情,避免员工的偷懒行为。

2.组织管理

组织管理具体体现为:第一,泰罗将规划功能与实施功能分离,用科学途径取代了经验主义的工作方式。在传统的管理模式下,所有的工作任务都交给了员工,而员工的工作是根据他们的工作习惯和经验来完成的,工作效率取决于员工自己。泰罗相信这样做并不能达到最大的效率,需要通过科学的手段来调整。科学的手段就是发现标准,制定标准,并根据标准工作。而要实现这一目标,就需要将规划功能与实施功能分离。第二,实施职能工长制度。泰罗认为,寻找具备特定资质的职能工长,实施职能工长制度,使各职能工长仅负责某个任务、分工明确、易于提高管理效率;同时,因为作业计划是由计划部制订的,工具和工作方式也是统一的,所以车间主管仅需现场指导和监察,能够减少成本。第三,泰罗提出了一个非常关键的组织管理原则:例外原则。例外原则是指公司高层主管将公司的普通日常事务委托给下属主管负责。

3.管理哲学

泰罗相信,要想提高劳动生产率,就需要雇主和员工之间良好的协作。老板们关注的是低成本,而员工则关注高收入。让两者都意识到,通过科学的管理,能够提高劳动生产率,达到双赢。他提出管理是一门实在的科学,其基础建立在明确规定的法律条例和原则上;同时说明了科学管理的根本原理适用于人的一切行为。泰罗认为,科学管理的最基础精神可以归纳为五种:①科学而非经验和臆测主观;②和谐而非矛盾;③合作而非个人主义;④最高产量而非人为地约束产量;⑤对所有人进行训练,以便他们发挥最大的能力和效能。

二、流水线

现在,随着机械的自动化发展,一切都可在流水线上完成。这是流水线真正为我们提供的便利。流水线技术,是大规模生产模式的始祖,引发了工业生产途径的革命性变化,也在后来的制造业等各个方面都留下印记。汽车工业的兴起和制造业的繁荣,都离不开它。毫不夸张地说,它是生活方式的变革者,是世界经济的推动者。亨利·福特创造了流水线,他不仅被称为"汽车大王",还被誉为"推动人类生活飞跃的匠人"。

(一)提高效率

在空间上按次序进行,时间上同时进行的功能分解,是流水线技术的基础性特点。流水线将一个重复的生产流程分成多个子流程,前一个子流程为下一个子流程创建了操作条件,每个流程都能够与其他子流程同步展开,由此,我们归纳出以下优点。

首先,打破了以往人工操作或机械独立零碎的低效生产模式,开展规模化生产可以有效地降低成本,提高生产效率。

其次,每一位直接参与流水线制造的工人只需做好自己的本职工作,这样就可以减少对执行工人的水平要求,同时减少人工费用。

最后,随着大规模的机械化生产,大量商品在较短的时间内被生产出来,一些稀有的产品也变得普遍,为人们的生活带来了极大的便利。然而,流水线也成为那些为了短期利润最大化的公司剥削员工的工具。

(二)"流水线"的再造

"企业再造",尤其是"流程再造",在当今企业界已成为一种流行词汇,使很多企业都感到头痛,管理人员很难理解"流程"的含义,对"再造"的来源也感到迷茫。福特是工业"流水线"的创始人,他相信,我们目前的一切工作都遵循两个原则:第一,没有必要的情况下,任何人都不要多做一步;第二,没有必要的情况下,没有人总是弯腰工作。福特发现,在那个时代的很多工厂里,没有经过培训的工人来回地寻找原料和工具,所花的时间要超过他们实际工作的时间,因此他们的薪水很少,原因是走路并不是一个薪水很高的工作。详细来说,流水线工作的含义包括三方面:①根据作业流程来安置人员和工具,以便在产品制造的全过程中,各部件应尽量缩短行程;②使用传送带或其他传送设备,以便一个工人在完成工作后将零件放回同一位置,该位置是他能够最方便地放置的地方;如果可以的话,能够利用重力将零件运到下一位工人的工作地点;③采用滑动组装线,将需组装的零件放到最容易获取的位置,例如,"与人同高"的汽车底盘组装流水线、飞轮磁铁流水线上的"速度与人相配"途径等。通过这些原则,工人们就可以省去思索和走路的时间,将其行动简化到最小,而在工作中,他们只需做一个简单的动作。因此,在科学方法的作用下,一个工人可以完成四倍于以前的工作。

福特是流水线生产方式的创造者。福特公司是这项杰出创造的直接继承人。流水线在工业时代提高了手工工人的日常工作效率。随着市场需要的多元化,工业生产表现出多种类、小批量的发展特点,单一种类、大规模的流水线生产方式的缺点逐步显露。

三、全面质量管理

(一)TQM 的定义

TQM 最初的定义来自于 Feigenbaum 创作的《全面质量控制》(*Total Quality Control*)。全面质量管理,即为了能够在最经济的水平上,并考虑到充分满足顾客要求的条件下进行市场研究、设计、制造和售后服务,把企业内各部门的研制质量、维持质量和提高质量的活动构成为一体的一种有效的体系。还可以理解为,全面质量管理是一个以顾客全面满意度的观点为起点,公司各个部门联合展开开发,保证并提高质量,从而使产品和服务实现最经济的运行的高效体系。全面质量管理提出,要想获得真正的经济利益,管理一定要从确认客户的品质需求开始,最终使客户满意他们所得到的产品。其主要特点是围绕质量开展,将全员参与作为前提,从根本上对品质进行掌控;它的含义包括产品品质的提升、产品设计的优化、生产流程的加快、员工士气的激发、质量意识的提升、产品售后服务的改善等方面,最后使客户满意,使本机构员工和社会获益来实现长久的成功。很多"世界级"公司的成功实践都表明,全面质量管理是一种经营策略,它能使企业拥有更强的核心竞争优势。全面质量管理在医疗机构中的运用,旨在推动医院建立以患者为中心的安全有效并令人满意的医疗环境,加强行政效能、优化服务态度、降低医疗成本、提高医院质量、美化总体环境。所以,全面质量管理的推行,不但能够改善产品和服务的品质,还能够在企业文化改进和重构中,对企业产生深远影响,使企业拥有长期的竞争优势。

(二)TQM 的工作原理及其基本工作法

全面质量管理是运用数理统计的手段对品质展开把控,完成质量管理的定量化,把产品品质的事后检查变为生产中的质量控制。该系统采用规划—执行—检验—处理(PDCA)的质量管理循环,改善了质量管理的成果,确保并优化了产品的品质。所以,与传统的质量检查、统计质量控制等质量管理手段相比,全面质量管理更完备、综合。全面质量管理的基本工作法为戴明(Edwards Deming)PDCA循环工作法,又叫作戴明环。它从 4 个阶段、8 个环节来说明重复循环的工作流程:①规划阶段(Plan):发现质量问题,分析产生质量问题的缘故,发现主要原因,并针对主要原因提出应对措施;②执行阶段(Do):根据制定的应对措施努力执行;③检验阶段(Check):对执行对策的影响进行调查和分析;④处理阶段(Action):归纳实施策略取得的成功经验,并将其整合为标准,不成功或遗存的问题则转至下一个 PDCA 周期处理。PDCA 循环对所有公司能够分成大圈循环,各部门、车间班组能够在大圈循环各区间内进行小圈循环,形成大圈套小圈。PDCA 的每个周期都能使产品的品质得到完善,而持续的重复会使产品的品质得到持续完善。企业广泛使用的全面质量管理统计方式包括三种方式:①普通统计方式:排列图、因果图、散点图、分层(分类)法、调查表等;②数理统计方式:直方图、控制图、相关图、抽样检验等;③ 全面质量管理工具:横向思维、帕累托分析法、质量功能分布图、关联树图、方案效果分析法等。此外还有系统图法、矩阵图法、箭头图法、KJ 法矩阵、数据解析法、并行工程、企业流程再造等,可根据具体情况展开运用。

(三)全面质量管理要求

全面质量管理要求:①内容和方法的周密性,重视使用各种手段与技术,包含科学的组织管理工作、各种各样的专业技术、数理统计方法、成本分析、售后服务等;②全程掌控,是指对市场调研、研发、采购、生产加工、储存、运输、销售、服务客户等整个过程均展开质量管理;③全员性,是指所有的员工,包括领导者、技术人员、管理者和工人,均参与到质量管理中来,并且对产品的质量承担责任。

各个产业的全面质量管理的方式各不相同,但从根本上说,它们都具备三个基本元素:有规划的不断改进、全员参与和满足客户需求。详细地说,主要包含顾客导向、全员参与、组织最高层承诺、基于事实的管理、标杆对比、质量成本、团队协作、不断提升等。

四、信息系统(HIS)

(一)医院信息系统的概念

医院信息系统(Hospital Information System,HIS)指的是通过计算机软件技术、硬件技术、网络通信技术等现代方式,对医院及其所包含的各个部门的人流、物流、财流展开全面管理,对医疗活动各个环节所产生的数据进行收集、存储、加工、提炼、传送、归纳等形成各种各样的信息,以此为医院总体运作给予充分的、自动化的管理和各种各样的服务信息系统。医院信息系统是构建现代化医院时必不可少的基础工具和支持条件。按照医疗体系的信息化程度,医院信息化建设分为三个阶段:医院管理信息化阶段(Hospital Management Information System,HMIS)、临床管理信息化阶段(Clinical Information System,CIS)、广域医疗卫生服务阶段(Global Management Information System,GMIS)。目前,国内大部分医院信息化的状况仍处于医院管理信息化阶段。

(二)医疗信息系统的发展

目前,国外将医院信息系统分为五个版本:第一个版本的系统只是搜集数据,为了快速地获取医疗信息,构建临床数据库;第二个版本的系统通过使用电子病历(Electronic Medical Record,EMR)以全面地记载各种各样的临床活动与信息,来建立一套基础的临床决策支持系统(Clinical Decision Support System,CDSS),从而减小医疗差错发生的可能性;第三个版本的系统可以将临床决策支持系统整合到医疗服务的全过程与工作流程中,通过标准化的医学术语对医学概念进行规范化,实现医嘱的数字化输入,并具有定量分析差错与方式有效程度的基础系统;第四个版本的系统包含较为完善的临床决策支持系统、临床管理协议,较为普遍地运用知识管理、疾病追踪管理等,并利用和全新的临床研究知识库的联结,给予循证的决策支持,并为每位患者提供对症下药的医疗服务;第五个版本的系统是智能化的临床信息系统,包含十分完善的临床决策支持系统,将医疗单位的实际专业知识整合到日常工作中,提供切实的以循证为基础的医疗服务,对每个案例的医疗成效展开跟踪,与国家医学图书馆及最新的医学研究结果展开联结,对患者的并发症进行有效治疗,与移动个人监控装置相结合,提供个性化的患者资料,让他们随时随地都能够得到。

(三)信息化对医院的变革作用

在医院普通运行过程中,信息化建设产生十分关键的影响,医院信息化的目标是提升医院的医疗、教育、科学研究与管理水平,给予患者更大量、更优质的服务,提高医院的运行效率,增加医院的收益。

1.信息化可以提高医院的竞争优势

斯蒂芬·哈格在其著作《信息时代的管理信息系统》中提出了七个策略,这些策略都能够通过使用信息技术来提高机构的竞争优势。这七个策略为:准时生产方法、组织内部团队、信息伙伴、不同时间和地点的运作、跨国伙伴、虚拟组织、学习型组织。医院信息化同样能够从这些方面提高竞争力。医院管理人员在信息系统的支撑下,可以迅速、精确、充分地把握医院的各种质量、效率和效益等方面的信息,从而做出合理的决策。临床科室依托于系统,可以快速地获得和传输各种信息,从而提升医疗工作效率和质量。医院管理部门和医务人员通过信息技术进行交流,缩短流程,简化患者的各项程序,使医师与患者都能从中获益。网络医疗知识的引入,各种各样的科技信息的检索,使医疗工作者的专业知识不断丰富。就医院而言,患者是决定竞争胜负的关键因素,围绕患者给予高质量、高效率且合适的医疗服务,才可以使医院真正提高竞争力。

2.信息化可以提高医疗质量控制

我国传统的医疗质量控制主要通过终末质量评估和反馈,对下一步的医疗过程进行间接的把控。而现代医疗的质量控制则侧重于对基本品质和环节质量进行控制,注重对质量的实时掌控。要完成这个转型,就需要建立高品质的医疗信息系统。医院信息化系统能够有效地表现出影响医疗质量安全的各方面元素,适应临床与管理工作的需要,促进医疗质量不断完善和提升,规范工作程序,保证患者的医疗安全。利用网络迅速收集信息,利用直观的统计分析图表,研究医疗质量指标的具体达成状况,以及各位患者在治疗过程中的诊断、治疗、花费等信息,并对需要改正的错误进行警示与提醒,能够实现即时控制的成效。

3.信息化能够降低发生医疗错误的可能

美国一份调查表明,每年会产生上百万次的医疗差错,其中70%是能够避免的,6%是有可能避免的,24%是无法避免的。在这些医疗差错里,给药差错的严重程度是最明显的。在一家一般的医院,每5次给药就会出现一次差错,患者会受到隐性伤害的占7%。一所拥有300个病床的医院中,每天会出现40个差错,而这些差错中70%以上是能够预防的。调查发现,这些错误56%源自医师,34%

源自护士,10％源自药剂师,而产生这些差错的主要原因是不了解药物和患者的情况。医院信息系统利用电子病历,全面记录各种各样的临床活动及信息,建立一个基础的临床决策支持系统,将其整合在医疗服务的全过程与工作流程中,运用标准化的医学术语对医学概念进行规范化处理,实现数字化的医嘱输入,对差错进行定量分析,从而降低50％以上能够预防的医疗差错。

4.信息化能够降低医院成本

信息技术能够联系在同一区域内或邻近区域内的几个或多个医院结成战略合作伙伴,进行大批量的采买,提高医院物资购买的议价能力,或者联合起来通过电子商务、网上招标等手段,减少库存花费和执行费用。PACS系统既可以降低胶片成本费用,又可以节省许多冲洗、储存、传送胶片等人力成本费用;实施信息系统与供应链管理可以减少或转移医用耗材、药品和其他医疗用品的库存成本;医院运用信息技术,构建快速有效的手术器械和手术材料的交付系统,利用降低设备类别和库存来减少成本。

(四)业务流程再造与医院信息系统之间的关系

业务流程再造的诞生是管理领域的一项新成就,在医院推行业务流程再造与医院信息系统的利用是两项完全不相关的工作,一个重视管理理念,另一个重视技术方法。医院初期使用医院信息系统时,并没有明确地认识到业务流程再造的必要性。然而,在医院管理模式、方式改进的活动和失败的教训中,人们意识到:要依靠医院信息系统优化医院的运营,必须优化医院原来的业务流程;同时,医院的管理模式的变革,也需要新兴的医院信息系统技术的支持。利用医院信息系统等信息化管理方式对医院具有显著的优越性(技术方法先进、管理模式先进、需求层次提高、竞争优势提高),同时为医院的发展提供了新的机会与挑战(改革、发展、竞争、生存、先行、示范等)。它的缺点(结构较大、程序复杂等)是医院目前亟须解决的问题,而将业务流程再造和医院信息系统相结合,就是解决这一问题的最好方法。

五、企业资源计划

(一)ERP的定义及与BPR的关系

企业资源计划(ERP)是由美国Gartner Group公司在20世纪90年代早期提

出的一系列企业管理系统标准。企业资源计划是以信息技术为基础,运用现代企业的进步管理理念,将企业的资源信息整体综合起来,并且能够为企业提供决策、计划、控制、经营绩效评价等全面、系统的管理平台。从管理理念看,它是一种全新的管理方式;从管理手段看,它是一系列进步的计算机管理系统。企业资源计划软件是一种显示先进管理理念和管理方式的信息系统,其核心是各种大规模公司杰出业务流程的整合。企业资源计划软件的使用与客户的业务流程是否匹配是一个决定性因素。而业务流程再造是支持企业资源计划系统运用的前提。可以说,企业资源计划的实施离不开业务流程再造。业务流程再造能够为企业资源计划的实施清理流程障碍,所以业务流程再造能够促进企业资源计划的成功执行。实际上,企业资源计划也在改变业务流程再造,以不同结构为基础的企业资源计划软件,要有不同的重点和目标的业务流程再造与其搭配。企业资源计划将精益生产、企业流程再造、敏捷生产等各种优秀的管理理念与手段相结合,使企业的管理能力和竞争优势得到了极大的提升。我们可以将企业资源计划先看作一种管理理念,再看作一种技术方法。

(二)ERP 的运用

企业资源计划是以一个单独的能够为全部机构(或者公司)所利用的集成数据库为中心运行的。当然,为了防止敏感数据被误操作或者恶意攻击,可设置一个安全锁,这一点非常重要。它能清楚地显示公司领域内的所有有关信息,包含全部产品、地点和时间的信息。该数据库从软件系统的不同应用模块(或套件)中采集数据,也将数据输入这些模块(或套件)中。ERP 在将新信息当作事务输入应用模块中时,会自主更新其他应用模块的有关信息,包含但不局限于财务和会计信息,人力资源和工资信息、价值链信息和顾客信息等。ERP 使企业内部的数据流动更加流畅,同时使管理人员能够直接获取大量的即时操作信息。它使各种业务过程之间的信息能够无缝地连接起来,并且解决很多跨职能部门的,存在于以前没有集成和相互独立的传统体系中的问题。

六、业务流程再造(BPR)

(一)业务流程重组的定义

20 世纪 80 年代末至 90 年代初,由于全球化业务环境的巨大改变,原有的流程基础逻辑已经面临淘汰。信息技术对于业务流程管理的具体需要使流程管理思想陷入"瓶颈"。这个时候,迈克尔·哈默首次正式地提出了业务流程再造,特别是在 1993 年与詹姆斯·钱皮合作出版的《企业再造:企业革命的宣言书》(*Reengineering the Corporation*)中,他把业务流程重组定义为"对企业的业务流程进行根本性的思考和彻底的再设计",旨在在成本、质量、服务和速度等方面取得显著的改善,从而使公司尽可能地顺应以"顾客、竞争、变化"为特点的现代公司运营环境。自那以来,BPR 作为一种新的管理理念,迅速地在美国企业领域引起了一股企业重组和管理改革的潮流,引起了欧美和全球企业管理人员的高度重视。

第一,业务流程再造抛弃了职业导向,将尽可能符合客户的需求作为核心,使员工变成主动的服务创造者。

第二,业务流程再造精简了管理层次,削弱了管理人员与员工、顾客之间的隔阂。

第三,业务流程再造采用进步的管理技术,有效地解决了传统流程中的成本风险问题,确保了产品质量。其重组方式是围绕工作流程,突破了金字塔式的组织架构,实施了扁平化管理,使公司能够更好地适应信息化社会的快速发展,使员工加入公司的经营中,从而实现公司内部的高效交流具备强大的应对能力与变通能力。

(二)BPR 种类

按照流程的规模和再造的特点,业务流程再造可以划分为下列三种。

第一,职能范围内的业务流程再造,一般指的是对职能部门内部的业务流程展开再造。

第二,职能之间的业务流程再造,指的是在公司范围内,跨过多个职能部门界限的业务流程再造。该组织机构具有较强的灵活性和适应性,能够将各个部门的工作人员组织起来,使很多工作可以并行进行,因此大大缩短了新产品的研发时间。

第三,机构间的业务流程再造,指的是两家以上公司间进行的业务再造。此种 BPR 是当前业务流程再造的最高水平,同时也是流程再造的终极目标。

这三种业务流程再造都需要信息技术,如数据库、计算机网络技术等的支撑。ERP 的核心管理理念是对总体供应链进行有效的管理,和企业资源计划相契合而发展的机构间的业务流程再造形成了所有业务流程再造的定义,这是在全球经济一体化与互联网普遍使用情况下的业务流程再造模式。

(三)流程型组织的特征

1.机构架构

流程型组织的管理层级跨度较宽,管理层级较少,因而具有"扁平化"的倾向。在集中程度方面,流程型机构是权力不仅分散而且集中的一种形式。每个过程都由一个专业的小组来完成,这样可以减少高层管理人员的工作压力,属于权力分散;核心流程存在于机构内部的各个部分,通过信息平台实现对机构的整体管理,这就是权力集中。在标准化程度方面,流程型组织可以妥善地处理非程序化的柔性机构架构,更好地适应不断改变的环境。在人员构成方面,流程型组织可以满足知识型成员的需要。

2.领导途径

在流程型组织中,领导方式主要是通过调和与鼓励。领导的首要工作是调和成员、营造良好的有利于成员工作的氛围,通过制度对员工进行鼓励、规整,推动其将客户满意度当作目的,强化团队合作理念。由于机构文化由以往的层级文化向全体成员一同学习、同享愿景、整体思索转化,领导层既要掌握管理学习的技能,还要具备领导全体成员一起学习的能力。

3.工作平台

流程型组织的一个显著特征就是建立在信息平台的基础上,机构内的人员、物流、资金流、信息流等元素流通借助信息网络展开传递与解决。信息技术的普遍使用是流程型机构与其他机构架构不同的一个显著差异。计算机技术与现代通信技术使信息搜集、储存、传播、加工更为准确、便利、迅速,特别是在现代信息社会,流程型机构需借助信息技术促进流程的顺畅运行。

(四)业务流程再造的系统层次研究

1.流程改进(Process Improvement)

将系统全部能够使用的资源(内、外)都调动起来,形成业务流程(组织模型、人员定位、资源分配、技术引进和投资等),以实现整体利益,其实是自上而下的推动。总体流程中的变化常常与公司的策略目的密切相关,这些优化有可能是最全面、最本质的,也可能取得的效益最大。

2.业务流程再造

业务流程再造是通过对组织内部流程展开再设计和优化,对业务流程的价值链进行研究,剔除毫无价值的内容,从而达到缩短生产时间、提高响应性、降低总体流程消耗的目的。再造的重点集中在流程中展开完善调节,即实现业务流程的最优。

3.不断优化

来自全面质量管理,不断优化和提高已有的业务流程,使下层的业务流程实际执行人员参与工作中,对业务流程进行优化,重点是提升成员各项能力和技术水平。

从系统整体的角度来看,三种不同层面的流程优化方式组成了一个全面的、动态的流程优化系统,这些方式在系统内的作用各不相同,只有把这些方式有机地结合起来,才能保证总体系统的有效运行。

(五)医院业务流程再造的基本要求

医院业务流程再造的基本要求是围绕工作流程,打破传统理念的制约,按照医院信息系统构建目的需要,从根本上思索与改变医院存在问题的业务流程,改革传统的管理方式,旨在建设现代医院管理体制,使医院在服务患者、服务社会的前提下,实现医疗成本、质量、管理、工作效率、文化等方面的明显优化,全面运用现代信息技术,顺应时代发展的潮流。

七、流程管理系统(BPMS)

(一)业务流程管理信息系统简介

业务流程管理系统使企业可以建模、安排和管理核心流程。公司这么做,不仅能够全面运用过去的 IT 投资,而且能够在流程设计上保证及时革新。并且,BPMS 可以为支撑今后十年中迅速发展的业务领域和复杂水平提供一条进步演化的道路。总体而言,业务流程管理系统需要包含十项功能:流程建模、协作开发、流程文档化、流程模拟、应用整合、流程自动化、B2B 协作、终端用户配置、流程分析、知识管理。

(二)流程建模、部署和管理

业务流程管理系统可以为流程整合提供流程建模、流程部署和流程管理的"三步式"方法论。该方法论能够使各种类型的使用者,如业务分析人员、软件开发人员、系统管理人员不断地加入关系总体生命周期的业务分析中。第一,业务流程能够利用图形化的用户界面进行建模。这些基础的流程设计模型被存储到了流程知识库。流程知识库能够承担为以互联网为基础的多网络使用者的业务流程展开分布式授权,从而使其方便地获取内容。第二,通过使用所有浏览器都能访问的流程管理工具,用户能够将业务流程从流程知识库中加入(部署)到流程管理系统中。流程能够在不终止流程服务器的情况下被随时安置和更新。与流程服务器本身类似,为用户提供的工具能够动态地获取各种流程实例的情况。第三,业务分析人员与系统管理人员能够依靠流程查询语言,借助系统管理工具,实现对业务流程的管理。业务流程管理系统一定要确保流程内的全部有关工作的流动能力和跨越组织界限的能力。在整合价值链和外包业务流程中,这一点尤为关键。在业务流程管理系统内运转的流程,按照流程的设计和划分,可以属于公司、事业部或职能部门。企业总部可以具备高水平的端到端流程,区域层面的实体能够包括流程的适应性。尤其是跨国企业,一定要实现"全球思维,本土行动"。业务流程管理系统还可以作为一个知识库,帮助机构学习和储存最有效的实践方式。业务分析员承担设计高级别的流程模式(流程架构)的工作。业务人员会使用这些能够重用的流程来创建其身旁的具体流程,并且在业务流程管理系统中执行。关于业务流程管理系统的应用,以及机构架构怎样以业务流程管理系统为中心发展,目前尚无确定的模型,而且未来也不会出现。每个企业都需要找到适用于自身的工作途径与市场改变的业务流程管理(BPM)。企业要注重在流程设计中涉及的 IT 技术在各个企业和各种流程中的作用会存在较大差异。其依赖于公司的文化、技术水平和所需被安置的流程种类。业务层面的重点需要放在怎样发掘流程、设计流程和对最优流程的分析上。业务层面也需要与 IT 部门共同承担流程安置、操作和运转的责任。尽管这些责任应该由业务承担而不是 IT 部门承担。IT 部门保证业务流程管理系统可以提供持续的服务。

(三)集成层、自动化层和协作层

为支撑该方法论,业务流程管理系统要为公司相关的外围实体提供一份高层级的概要。流程建模、部署和管理应当与各种后台系统及 B2B 协议中的所有细节相互独立。一种三层结构能够完成"一次建模、多次部署"的思想。三层结构由集成层、自动化层和协作层组成。集成层主要承担对后台系统、企业中间件、应用系统软件包的整合工作,它提供了一个映射引擎和用于连接主要数据库、目录服务器、中间件等工具。自动化层承担业务过程可靠的运作及处理业务规则的工作。其需要依托先进的分布式与并行的计算机技术,包含信息检索、事物管理器、流程部件库等。协作层承担对于标准 B2B 协议、未来的标准和行业内已运用的客户协议的支持工作。其以通用 XML 信息引擎为基础,并可用作为 B2B 协议提供客户化执行的渠道管理器。

(四)流程服务器

数据库管理服务器(DBMS)是一个通用的"数据服务器",业务流程管理系统则是一个通用的"流程服务器"。软件开发人员之所以使用流程查询语言(Business Process Query Language,BPQL)和流程服务器,是因为它们可以简化流程环境下的应用系统研发。在传统的研发过程中,流程的各个步骤都是零散的,这个步骤属于应用系统,那个步骤属于其他系统。而且,流程型的应用系统可以查看全部流程和全部流程数据。通过流程查询语言,软件开发人员编写用于监督、终止、交互及整合端到端流程的软件程序变得十分容易。倘若围绕流程开展的话,"电子化"其实已经包含在各个流程中,而不必单独对各个流程进行"电子化",就好比积木本身就是被设计好的,能够随意搭建。

第二章
医院信息化系统的构建

第一节　医院基础信息化系统建设

一、电子病历、门急诊及住院信息系统

(一)电子病历信息系统

1.电子病历的概念

电子病历是一种医学工作者在医疗实践过程中,利用医疗机构信息系统所产生的文字、符号、数据、图像等数字化内容,并且可以完成医疗记录的存储、管理、传送、再现,属于病历的记录方式之一。需要说明的是,采用文本处理软件进行编辑和打印的病历文件,不属于电子病历。

以上关于电子病历的概念界定得比较宽泛,要准确认识和把握其本质内涵,还须注重如下九方面内容。

(1)电子病历并非简单的电子文件

电子病历并非单纯地利用计算机写出来的病历,它与 Word、某些电子表格编辑器一样,可以随意输入病历内容,但更多地关注病历信息的结构与内容。病历内容采用计算机可查询、加工的数据方式呈现,其宽度与深度依赖于病历信息的结构与内容,这些内容由统一的病历结构模式整合在一起,构成高度结构化,数字化的病历资料数据库。

(2)电子病历是改善医疗质量管理的关键依据

电子病历根据时间顺序,详细地记载了患者在医院时的病情发展状况和临床诊治状况,是体现临床诊疗流程的一个关键信息载体。利用对电子病历数据的研究,不但可以帮助医务人员提高临床记录质量,重点是还可以通过临床事物规则如临床路径、合理用药监控等内容的预先设定,提升临床决策能力,实现医疗质量

监控关卡向前移动,并且能够推动临床医疗标准、规范运用于临床实践,构成一个闭环、循证的医疗质量优化系统,持续提高医疗质量和安全程度。

(3)电子病历是进行临床科学研究的关键支持

临床科学研究是现代医学研究的一个关键构成要素,进行临床研究活动需按照病例个体单位采集和管理有关科研数据,许多数据都能够从电子病历中直接提取,避免人工再次录入,这样不仅可以加快数据的采集速度,还可以确保数据的可回溯性。此外,以电子病历为基础还可以为研究者进行回顾性研究和临床流行病学研究提供帮助。

(4)电子病历是促进地区卫生信息化的重点

地区卫生信息化建设的重点是地区内各个医疗组织之间的信息系统的相互联通,患者和居民的健康信息、诊疗记录、检查和治疗信息是地区医疗信息交流的主要内容。电子病历不但为地区医疗信息化提供了数据信息支持,还为远程会诊、双向诊断等地区卫生协作工作提供了关键依据。

(5)电子病历是规范化的医疗记录

电子病历使用的主要目的是给予患者持续、有效、及时的医疗服务。随着患者的移动,电子病历将会在各种各样的专业部门和医疗单位展开分享,而某一部门或某一单位所记载的病案资料,也要能够被其他组织或单位领会。此外,医院通过水平方向比较与分析相同类型患者的病案信息系统来找出疾病的潜在规律。这就需要电子病历在信息组织和内容界定等方面必须遵守一定的标准原则。

(6)电子病历是纵向的医疗记录

电子病历的内容要根据时间顺序纵向展开构建和管理,病案的记录与内容延伸伴随患者的疾病产生、发展整个过程,可以充分、具体地体现患者的病情、处理与结果。

(7)电子病历的隐私保密要求

电子病历详细记载了患者病症治疗过程的全部信息,其中包含了许多患者的私人信息。所以,为了防止患者因不合理的信息利用而受到损害,医院必须在电子病历的收集、传递、储存和二次利用中构建起对患者个人隐私和信息的安全保障。

(8)电子病历和电子健康档案

电子病历和电子健康档案在定义方面不存在根本差异,只是在内容和范围方面存在区别。电子病历的重点聚焦在医疗组织内形成的医疗记录。电子健康档案是电子病历的延展和扩充,它涵盖了健康管理、疾病管理、疾病预防等多个领域的内容。电子病历可以看作电子健康档案的一个关键构成要素。

(9)电子病历的颗粒度

电子病案的颗粒度直接影响病案信息内容的细致程度，而颗粒度的界定与分类则依赖于电子病历具体的运用要求。所以，不同的机构采用电子病历，颗粒度也是各不相同的。

2.电子病历系统的作用与功能

电子病历系统指的是在医疗机构中实现对电子病历信息的收集、储存、获取和在线协助，并且为了提高医疗质量、确保医疗安全和提升医疗效率而提供信息加工与智能化服务作用的计算机信息系统。该系统不仅包含运用在医院门诊诊诊、病房的临床信息系统，还包含检验、病理、影像、心电等医疗技术部门的信息系统。电子病历系统的功能包括以下四方面内容。

(1)引入新理念、新思路

电子病历系统有助于加强临床工作人员对于患者的服务理念，通过系统提供的资料能够认识到患者所需的医疗服务；有助于医师加强医疗质量理念，标准化医疗操作，如引进临床路径(clinical path)等理念；加强目标管理理念，电子病历系统需要对患者的诊疗展开阶段性评价和疗效预估，这是诊疗工作需要达到的目的。计算机能够协助计算因个人区别或医师的诊疗方法等因素而产生的失误，使医师更好地考虑他们的治疗方法与标准方法间的区别，从而做出适当的阐释和改进。

(2)患者服务更周全

当患者管理完成后，对于患者的服务会变得更周全，例如，系统能够跟踪患者，患者登记后(门诊挂号、入院登记)，各种为患者提供服务的单位就可以获取大量的患者资料，包括患者的运送工具(轮椅、推车等)、方向识别能力障碍等，有关工作人员在电子病历中了解相关资料后能够为患者提供对应的协助。在放射科，因为存在患者跟踪，医师知道患者需要等待多久才能进行检查，在超出一定的时限后，系统会向医师自主进行提示。此外，电子病历还能够按照患者的优先顺序，为患者安置好预约检验的时间。患者如果在短时间内出院，患者管理系统也会提示对患者的情况展开评价，判定能否在短时间内暂离医院，有哪些需要注意的事项，同时为医师与患者提供最快速的联络方法。临床事件提示作用能够提示医师、护士在规定时间内完成医嘱等。

(3)患者信息共享，及时、准确、全面地为临床医师提供患者信息

电子病历系统具有整合分布于不同信息点的医学信息的功能，能够将患者的整个生命周期的健康资料都记录下来，其基本结构包括：①患者的主索引资料；②患者访问资料；③电子病历。医师利用患者的主索引可以查看患者的所有医疗

记录,包含全部就诊病历、治疗方法、处方、各类检验报告及结果(例如,X 线片、CT、心电图等)、特殊监护资料等内容。医师在确认了患者的访问记录之后,就能看到详细的病历,包括在病历的首页,与在阅读纸质病历十分相似。电子病历系统不但能提供传统的阅读模式,还能为医师提供更为便利的搜索服务,使医师在较短的时间内掌握患者的身体状况变化,例如,医师借助电子病历系统画出患者生命进程中体现肝功能的一些指标曲线图,以便迅速地了解这些改变与季节、年龄是否存在关联;电子病历系统还能为医师提供胸部影像学检查索引图,以便医师对病变的大小、位置等方面的信息有大概的了解。

(4)质量管理理念融进电子病历系统,增强医疗保健质量意识

电子病历系统引进了以问题为导向的医疗记录 POMR (Problem Oriented Medical Record)概念,该功能将用于目前的病程记录,系统首先需要确定问题所在,明确问题的依据,并按照患者的疾病情况给出相应的治疗目标,其中包含阶段目标。按照问题和目标制订解决方案,解决这个问题的潜在并发症,如何预防并发症,进一步地分析等方面的信息都是 POMR 关注的重点。应当说,POMR 与临床医师的思维方式十分吻合,同时使病案的记录更为标准化。

(二)电子病历与电子病历系统的关系

尽管电子病历是由电子病历系统产生的,但是电子病历可以独立地存在,不需要依靠电子病历系统。电子病历具有自身的架构,遵循开放式的电子病历信息模式,可以应用于多种电子病历系统。

电子病历是一个静态概念,主要指它包括的全部信息内容。电子病历系统是一个动态概念,主要指它的系统功能。虽然二者在概念上能够严谨地辨别开来,但是实际上联系十分密切,医院会将电子病历作为二者的总称。

二、住院电子病历系统

建立以电子病历系统为核心的医院临床信息平台,把医院临床信息、教学信息、科研信息和保健信息有机结合成一个整体,是提高医院总体实力、构建智能医院的重要保证。该系统涵盖范围十分宽广,业务关系到医疗护理文书、医务护理质控、门诊急诊应用、手术管理、会诊/查房管理等大量内容。该系统能够将各种数据管理或收集系统联系在一起,实现相互联通,将门诊急诊电子病历、CPOE、临床路径等功能无缝衔接,并提供合理用药、数据挖掘、电子签名、各种移动功能等支持作用。

(一)CPOE 系统功能模块

电子医嘱在《电子病历系统功能规范》《电子病历系统功能应用水平分级评价方法及标准》《临床路径管理指导原则(试行)》等相关文件中都有明确的提及。电子病历系统的构建与发展无法脱离电子医嘱,而提高医疗质量,特别是以医嘱为中心制订诊疗方案,也无法脱离电子病历记录信息(临床辅助决策)的支持。

电子病历中的计算机医师医嘱录入系统 CPOE(Computerized Physician Order Entry)是一种专为临床医师设计的医嘱输入系统,它可以将各类医学知识库、临床路径、医疗保险信息、患者病历信息等内容集成在一起,不但便于利用,还可以提高临床医师的工作效率,能够对医嘱内容展开自觉逻辑检验、智能纠正以及自动提示,降低医疗事故概率。当医师录入医嘱时,系统会根据患者的过敏史、诊断等内容,给出相应的用药提醒。这种方式可以将患者的病情、治疗效果与医嘱内容联系起来,为临床医师的决策提供参考。

医师在电子病历系统中进行编辑和发布医嘱。当医师编辑医嘱的时候,还能够通过与药房连接的界面,实时掌握药房的库存情况,从而展开医嘱的筛选和发布。医师下达医嘱后,医嘱内容将被发送至住院护士的实施医嘱功能区,由护理人员对其进行验证和实施。根据每天的医嘱,护士能够完成不同的医嘱执行单的检查和打印。条形码和二维码技术的成熟运用,使医院能够通过 PDA 等无线装置对医嘱的实施状况展开床边追踪,保存患者的处理记录,将其作为医疗的依据和病历的一部分内容记载下来,并且能够将医师下达的医嘱发送到收费模块,由系统自动进行医嘱计费,这是一套完整的医嘱闭环流程。

其他的临床事件如医嘱与病案的书写也有相关关系,并且有闭环的需要。例如,高压氧舱的医嘱提交,一定有和患者展开"高压氧舱治疗前交流"的业务需要,同时还有高压氧治疗的流程和治疗结果描述的病历书写需要,这些活动之间只有构成一个闭环,才能更好地对医嘱的实施和疗效展开比较管理,保证医疗质量。

1.CPOE 与电子病历结合的优势

采用 CPOE 技术的电子病历系统可以使每一个临床活动都构成一个闭环,从而更有效地对医疗过程中医嘱的科学性、标准性和治疗流程展开精准化的控制管理,强化和提升临床医疗服务的质量与水平。

2.CPOE 的发展方向

未来的电子病历或高端电子病历的发展不仅局限于临床医疗记录的书写和管理,还会扩展到医疗全过程涉及的医疗记录、医疗工作流程、医疗方案、数据的存储和使用等临床工作的各个方面,在书写病历的同时实现医嘱的输入。目前包含美国在内的一些国家已完成了将病历信息中输入的医嘱信息自主提交到医嘱模块中,并将其传递给护士实施。随着国家卫生管理部门和广大临床医务工作者对电子病历对于临床医疗质量管理中的影响的高度关注,以电子病历与 CPOE 有机融合为基础的医疗质量管理的作用日益受到重视。瑞典大约 85％的医师都在运用电子病历。最新的电子病历系统可以将临床决策支持系统与全部医疗服务过程与工作流程相融合,采用规范的医学术语对医学概念进行标准化,完成计算机化医嘱输入 CPOE,同时具有对误差与方法有效性进行定量分析的基础系统,可以有效预防医疗差错。可见,医学与信息化程度较高的国家,对电子病历系统的认识包括医嘱的输入功能。

3.闭环医嘱

根据闭环医嘱的概念,很容易理解医嘱的闭环管理,就是把医嘱自提交到最后实施的各个实施、医疗、管理等步骤流程性地联系在一起,通过数字化的管理,医嘱提交后的各个步骤都变得合理合法。

这显然包括医师的医嘱和患者的诊断记录间的闭环关系,如输血、高压氧舱等医嘱的提交与实施,特别是实施环节,需要获得患者或其家属的认可,在同意书上签字,否则在医嘱实施步骤就会受到系统的严格管制。

传统的 HIS 系统中的电子医嘱无法实现这一功能,而采用 CPOE 的电子病历系统可以对闭环医嘱进行更细致的步骤和过程控制管理,并实现在医嘱发布后明确需要医师填写相应的治疗同意书,优化该医嘱的实施步骤。

(二)住院医师电子病历

电子病历医师工作站的主要作用是涵盖该医院各类医疗档案的内容,其病历内容包括:患者首次病程记录(病史概要、诊断依据、治疗计划);入院记录(主诉、现病史、既往史、个人史、家族史、体格检查、辅助检查);病程记录(普通病程记录、上级医师查房记录、术后病程记录、诊疗操作记录等);住院长期和临床医嘱;检验、检查(电子申请);手术相关记录;会诊记录;转科记录;出院记录;死亡记录;病案首页等内容。

1.病历录入

书写各种病案信息,对临床医师和护理人员来说是非常关键的,但也是一项非常麻烦的任务。电子病历系统按照《病历书写规范》的规定,对各种病历内容均整合到系统内,并对其展开结构化加工,使其能够便利、快速、正确地完成书写,从而不仅提高了医师的工作效率,还达到了病历书写的要求。电子病历系统提供填写的病历信息主要包括:首次病程记录、住院记录、病程记录(分病程记录、上级医师查房记录、术后病程记录、诊疗操作记录等）、术前小结、手术记录、各种谈话记录、会诊记录、出院记录、死亡记录、病案首页和各种护理记录，例如，体温单、住院评估单、一般护理记录单、特殊护理记录、各种动态观察表等内容。

电子病历系统通过建立病案模板的工具，使医院或各个部门独立构建各类结构化病历模板，并将已存病历作为病历模板储存起来。在上传病案时，可以输入文字、图片、表格等信息，支持对图片展开编辑，并提供上下标和其他特定字符的使用。提供常见药物运用维护、医嘱组套、中药协议处方等编辑作用，并可将医师具体执行的医嘱作为模板储存起来。

在采用结构化模板时，系统能够按照医院的具体需要，不设定初始值，而是让医师根据患者的具体状况按次序输入。并且，为确保医师输入的内容不存在疏漏或错误，系统还提供了校对功能，可以对输入的信息展开核验，确保输入的病历内容符合医疗记录的质量标准。

系统能够满足病历书写标准；为医院提供成熟的各类模板以供借鉴；诊断名称支持西医 ICD-10 标准和中医诊断国家标准，具有较高的临床描述精确性，并且具有可定制的扩展诊断代码功能。通过对医院所有部门病历进行书写和识别，医护人员能够按照性别、年龄、病种等条件，对病历的录入信息进行标准化分类，从而实现对男女病历的自动甄别；满足产科及各类专科病症的特殊病历录入与输出需要；提供同时在线书写产科多胞胎病历的功能。

系统能实现临床数据的"一次录入、全程共享"，可以利用自动导入与选择性导入相互配合的途径，使病历每一项数据都能完全地联结起来。该系统采用结构化、数据化的病历信息处理方式，实现了对病历中重复信息的自动生成，减少了医师的重复录入，节约了大量时间。系统可以阻止不同患者病历的复制，但是可以在内部进行相同患者的数据复制。

系统对病历编辑权利进行了严格的把控，上级医师可以修正下级医师输入的病历，但同级别医师是不能相互更改的，而带教医师可以修正实习生、轮转生和进修生输入的病历，每一次修改都要留下证据，并且可以看到修改的印记。

2.病历打印

目前，电子病历尚未得到国家法律的承认，因此，病历内容依旧需以纸质形式进行存储。电子病历系统具有打印全部病历的功能，能够根据医院的打印格式需求展开个性化定制。电子病历系统具有病历总体打印、选页打印、续打等功能。打印主要包括两类方式：第一类，总体打印，例如，住院记录、手术记录、出院小结等病历，医师能够一起输入后再打印；第二类，即时打印，例如，病程记录。当医师每次输入病程记录后，即可将病程记录打印出来，手动签署名字，电子病历系统内是通过续打功能实现该活动的。另外,病历打印可为患者转科、转床等多种具体状况提供帮助,做到病案资料不失真。确保病历的准确性,不会因病历的形式或者模板的改变而导致从前病历本来形式发生改变。

3.诊疗记录轴

电子病历系统能够利用整合平台实现各类医疗资料的相互交流,并将患者的诊断资料以记录轴的形式整体显示在医护工作站的主屏幕上。电子病历系统的记录轴将患者入院时间作为横轴,包括住院日、手术日与元年时间,将患者在院期间所有临床医疗活动作为纵轴,包括患者的体征、病历、病程、护理、手术等内容。

在电子病历系统中,患者诊断和治疗活动的时间轴具有如下作用:

第一,将目前患者的全部诊断和治疗信息以时间轴的方式显示在同一页面。

第二,当鼠标移动到某个诊疗项目的时候,会出现该诊疗项目的大致内容,包括诊疗项目名称、诊疗时间、开单医师等,可以根据使用者的需求定制展示内容。

第三,当双击某个诊疗项目时,会进入该诊疗项目的显示界面,查看该诊疗项目的详情。

电子病历系统主界面为集成化的电子病历整合视图,其中包含多项数据的显示,将检验检查数据、影像数据、表格、图表等内容整合到病历页面。它集中体现的诊疗资料有:LIS 系统生成的申请表、检验报告等;RIS 系统中的申请表、预约单、检验报告等;手术申请表、手术排班、手术记录等;用血申请单、血样报告等;体检申请表、体检报告等;PACS 系统中的影像等;HIS 中的护理人员所作的膳食单、执行单、体温表等;麻醉记录、麻醉心电图等;病历影像系统内的各类数据资料等;数字化手术系统中的图像、数据资料等。

4.检查、检验

电子病历系统具备检查检验手术的电子申请功能,能够在电子病历系统中对PACS 系统和 L1S 系统进行数据申请,并与 PACS 系统和 LIS 系统进行数据集成。

医师能够在电子病历系统内为患者申请检查、检验、手术项目,并将申请资料经过接口传送至 LIS 系统、PACS 系统、手麻系统。在 LIS 系统和 PACS 系统获得检测结果后,将数据报告经过接口传输给电子病历系统,医师能够借助电子病历系统获取检查检验结果。

5.会诊、手术申请、院感上报

电子病历系统具有会诊申请、提示、会诊记录等作用,并配备相应的权限授予和回收功能,具有会诊工作量统计、归纳、统计报告等作用。系统能够实现手术申请电子化,并对手术进行分级管理控制;可与手术室系统集成,支持对手术排班及麻醉记录进行查询;能够对手术有关的信息进行编辑,还能够插入操作示意图。该系统具有与院感、传染病等有关资料的提示作用,并且能够向上报告。

6.病历归档

电子病历系统可以实现病历的存档。出院患者的病历将由系统审核,如果审核通过,则按照医院医务管理科确定的病历存档时间,系统自动进行病历存档。实际的时间可让医院自行设定。病历存档后只可提供查阅,而不能由临床科室的医师再次更改。如有必要更改已存档的病历,必须使用医务管理科的病历召回功能。在召回病历的时候,系统会将使用者、时间、理由等内容记录下来,以便进行质量检验。召回的病历,也可以在修改之后,保存改动的印记,由医务处进行检查,最终重新存档。

7.病历信息的借阅和分享

医院通过电子病案系统,可以将全部患者的病历信息都采用电子化的形式存入数据库,便于查阅、分享病历信息。传统的纸质病历,都存放在病案室内,如果想查阅,必须到病案室去借,并且一次只能借给一名医师。而利用电子病历存储的病历信息,医师无须到病案室,在网上就能看到,还能满足多人同一时间阅读的需求。另外,电子病历系统还具有病历借阅的审核作用,也就是没有获取授权的使用者无法查阅病历,确保患者的隐私即病历的安全能够得到保护。

(三)住院护理电子病历

俗话说,"三分治疗,七分护理"。几乎每一项诊疗活动都有护士的加入。在诊疗活动中,护理是十分关键的一环。接待患者、实施医嘱、跟踪疗效、生活护理、心理护理等都与护理活动密切相关。护理活动是一项繁复而又与患者的健康和生命息息相关的工作,因此,其精确性、完善性、合理性等层面要求信息管理必须符合标准。

《电子病历系统功能规范》第二十五条护理记录管理功能应包括如下内容:①患者的生命体征记录功能,包括体温、脉搏、呼吸、血压等各项指标;②可定制生命体特征项功能;③手术护理记录单输入功能;④重症护理记录单输入功能。

在护理业务的具体实践中,主要分为两大类:临床护理与护理管理。由于移动工具在日常护理工作中的广泛应用,移动护理已逐渐变成护理业务的一个关键补充。全面、高效的全护理服务信息化主要体现在:将护理电子病历管理作为核心,围绕患者展开,给予患者和诊疗服务密切联系,精准、安全、有效的全护理信息一体化服务。

1.各种护理信息记录

在临床工作中,护理人员要填写各种类型的护理数据,如体温表、一般护理记录表、各类动态观察表、特殊护理记录单等。住院护士电子病历系统具有上述各种护理信息的输入功能,支持各类形式的病历输入模式,采用计算机手工录入、自动计算、移动平台录入、条码扫描等多种输入模式,提高了护理人员的书写效率与质量。并且,该系统还具有总体输入功能,使护理人员能够对病区内的所有患者开展统一录入,把更多时间和精力投入对患者的护理中。

2.病区管理

在患者住院登记后,电子病历系统通过 ADT 接口与医院 HIS 系统进行交互,获取患者入院的基本情况。也就是说,患者的全部 ADT 操作都是在 HIS 系统中完成的,通过电子病历系统对患者的数据进行同步,以确保两者之间的统一性,以此保证电子病历系统的正常运作。

在电子病历系统中,病床管理必须利用和 HIS 系统的接口,以保证患者所在病床的统一性。患者转床后,病区的护理人员也可以通过 HIS 系统进行管理,电子病历系统的数据可以与 HIS 系统的数据同步,确保患者转床的顺利进行。

系统应根据卫生部医疗文书书写标准的规定,为护理人员提供全面、标准化的护理电子病历系统。护理病历主要包括住院护理评估单、体温表(三测单)、一般护理记录单、特殊护理记录单等。

(四)病历质量控制工作站

电子病历系统具备全面的医疗科、护理部、病案科工作站,可以对病案的质量展开全方位监测,实现病历的全流程质量管理,使监督控制向前移动,及时察觉潜在的质量安全问题;在指定的时间内,对各科室、各医师的各项指标状况进行全面的查看统计分析,提高医疗质量,对以安全为核心的数据展开分析(在整个医院内进行信息交流和共享),建立高度可信的质量标准。

1.书写病历的时间

病历的撰写都是有时限的,每一份与诊疗有关的信息都需要有严格的书写时间限制,一定要在指定时限内书写完毕。例如,按照病历的质量要求,住院病历一定要在 24 小时之内填写完毕。在这一点上,传统的病历仅依靠人工来完成,临床医师能够自由地选择自己合适的时间填写病历,但是病历质量管理部门不能保证每一份病历都及时核查,仅采用抽查的形式展开随机查验,导致有些病历的填写时间并不精确。

电子病历系统能够按照输入的患者住院时间计算出何时需要书写什么病历

内容,并且向该医师的工作自动发送通知。在有 Wi-Fi 的医院,系统还能够通过短信的方式将提示信息直接发送到医师的手机。

医院的病历质量管理部门可以利用电子病历系统的统计查询作用,在系统内对指定时限内的病案书写状况进行查询。在指定时间内,对于病历内还没填好的医疗文件,系统会关闭这一部分的医疗文件输入功能,需要经过上级医师的同意,并且在系统中说明无法及时书写完毕的理由后,才能恢复这部分医疗文件的输入功能。

2.病历书写流程

病历填写是一种流程化工作,不能随意填写。例如,不可以在实施医嘱后再对医嘱申请进行补充。在这一点上,传统病历做不到对此展开监控。电子病历系统具有流程控制的作用,各个医院都能根据自己的工作流程在电子病历中展开预设,一旦设置好了,电子病历系统就会根据该流程对病历填写进行控制,这样就可以有效防止在患者出院后,医师再补充有关的医疗文件的问题。

3.病历完整性

病历内的医疗文件要全面完备,尤其是需要患者签字的知情通知书,如手术同意书等文书。任何医疗文件在产生医患纠纷时,都能够成为法律上的有力证据。因为医师疏忽会导致病案中的一些医疗文件存在疏漏。在这一点上,传统病历不能实现有效保障。

电子病历系统能够在个别特殊治疗的过程中,对有关医疗文件信息展开检测,以确保其全面性。一旦缺失,系统就会主动向医师的工作站发送提示,提示医师少了哪些有关医疗文件。

4.三级查房

在病历质量管理中,三级查房是其中的关键步骤,也是各级医疗机构病历质量管理的重心。传统病历对于三级查房的管理无法在流程内展开,只有在病历存档后,病案管理部门会对所有病历展开审核,以判断这份病历是否符合三级查房的要求。

电子病历系统能够在流程中实现控制和监测,系统会按照病程记录中记载的前一次主任医师的查房时间,自主确定下一次查房时间。在下一次查房的时候,主任如果缺席,系统就会提示管床医师通知主任医师查房。

系统设定了三级医师的权限功能,也就是说,同等级的医师填写的病历是不能相互更改的,只能由上级医师来更改。同时,系统会保存更改记录,供用户查询。一般条件下,系统会将最后改正的病案信息展示出来,如果想要查看修订记录的话,可以选择审核修订功能,系统会以彩色和标记的形式,将三级医师对于病历的修正状况表现出来。最终,病历的打印和输出仍然采用最终修改过的内容。

5.病历修改控制

传统的病历在上级医师检验、审查、修正的过程中,会直接对原有病历进行修正,并且于修正处签字确认。这种方式在多次修改的情况下,会阻碍病历的查看。电子病历系统具有病历留痕的作用,能够查看病历的修改记录。如果再次打开电子病历展开修改,电子病历系统会根据不同的修改者展开相应的处置。当上级医师对于病历信息展开删除或者添加新内容的时候,系统会将被删除的内容染成红色并在文字的中央划一道横线,将新添加的内容染成红色并在文字下方划一道横线。当主任医师对于病历信息展开删除或添加新内容的时候,系统会将被删除的内容染成红色并在文字的中央划两道横线,将新添加的内容染成红色并在文字下方划两道横线。并且,通过系统日志主动记录病案的修改内容、修改时间、修改人。医师在查阅病历时,会根据系统日志记录的还原内容,看到更新的修订信息,还能够利用对比的途径,查看修订流程,找出修订的缘故。

6.病历冻结

电子病历系统具有冻结病案的作用,也就是发生医疗纠纷或对于需要封存病案的患者,能够对病案展开锁定。对已锁定的病历,只能增加内容,不能更改原来的书写内容。如有必要更改病案内容,应先由医务处将已封存的病案展开解封处理,然后修改。在解封过程中,系统会记载解封用户、解封时间、解封理由。

7.病历安全储存

传统的病案都是以纸质的形式进行存档,这种方法对于储存的标准要求很高,并且储存的病历资料不安全,很可能会遗失或损毁。

电子病历的储存方法有在线与离线、本地与异地等各类搭配形式。在线储存是指储存半年之内的病历资料,并通过相应的手段以确保在线数据的准确性。离线储存是指储存半年或更长时间的资料,通过硬盘等永久性的储存方法展开储存,利用电子病历系统能够迅速获取查看。

8.病历查阅管理

在病历查看方面,传统的病案并不能实现很好的管理,只要是能进到医师办公室的人,都能看到患者的最新病历信息,患者的个人信息无法受到保护。在病案的查询管理方面,电子病历系统采用了权限控制的方法,对所有患者的病案进行了权限管理,仅对具有指定权限的医务人员开放;权限也能够分成查阅、更改、删除等各个等级,只有具备对应等级的人才能对病历展开执行。这样做不仅能够保护患者的个人信息,还能确保病历资料的安全性。

三、门诊电子病历系统

门诊电子病历系统具有门诊管理作用,符合门诊诊疗活动的具体需求,方便门诊医师查看病历、记录患者的诊疗过程、提交医嘱、申请检验检查、开具处方等。门诊电子病历系统可以降低医务人员工作中很多非必需步骤,实现门诊诊疗的日常工作,从而提升个体与整个医院的工作效率和管理能力。

门诊医师工作站方案可以分为两类:第一类,利用 HIS 系统的医师工作站,将电子病历系统的门诊病历编辑功能加入门诊医师工作站;第二类,全面使用电子病历系统的门诊管理功能,利用电子病历系统中的医嘱和处方功能发布医嘱内容,再通过接口程序将医嘱发送至 HIS 系统进行费用结算和收取,以此完成就诊全过程。

(一)门诊病历

门诊病历的主要作用是对患者在门诊诊疗全过程中的各类病案信息进行详细的记载,包含主诉、病史、体格检查、诊断及治疗计划等。整个病历均使用结构化的输入与储存形式,既便于门诊医师的输入,也便于日后的研究、教学方面的病例查看、分析。同时,门诊病历还具有初诊和复诊病历的分类功能。在患者首次就诊时,医师就构建个人档案,在以后的诊断和治疗中都可以直接查阅和参考,主要包括:个人资料,如姓名、性别、年龄、联系方式、出生地等;家庭史,如高血压、肾脏病、糖尿病等有关疾病上下两代和同代中患患者数;生活史,如吸烟、饮酒的历史等;症状等内容。在复诊的时候,患者仅需提交上次的挂号单,所有信息都可以显示出来。

(二)查阅历史病历

在就诊的时候,医师要对患者曾经的患病情况有一定的认识,所以需要参考患者以前的病历。系统具有对患者以往病历的查询作用,对于复诊患者,能够直接参考过往病历中的信息。历史检验检查的结果对于目前的患者患病状况也有很大的影响,例如,可以节约患者的治疗花费,对比以往的检验检查,参考以前的处方处置等,记载患者以往的检验检查特别是 CT 等方面的内容十分关键。对患有历史疾病或周期性发病规律的疾病的诊断和治疗具备重要意义。

(三)门诊医嘱

门诊医嘱能够采用的形式有两类,第一类,运用 HIS 系统的医师工作站;第二类,利用电子病历系统具有的门诊医嘱以及处方功能。采用 HIS 系统,患者的医嘱和处方资料由 HIS 的门诊医师工作站展开编辑,当医师编辑病历时需要查询,可以使用电子病历系统经过接口获取患者的医嘱和处方内容。利用电子病历系统中的门诊医嘱功能,对患者在诊疗全过程中的用药、检验、检查、嘱托等医嘱信息进行编辑。全部医嘱资料均使用规范的医嘱数据词典,并按照便捷的拼音首字母查找形式展开输入,大大缩短了输入时间。同时,系统还具有医嘱套组的功能,以进一步提高医嘱的输入速度。就是由医师按照各种疾病的需求及自己的经验,预先编写一系列医嘱构成医嘱套组,以便有需要时直接使用,经过合理的调整后提交;并且能够对以前诊疗中上传的医嘱信息进行修订和编辑。一些药品可能会对患者造成严重的伤害,所以在用药方面会存在许多局限性。在对药品医嘱进行编辑的时候,系统还支持药品安全检查作用,也就是可以对药品的禁忌、相互作用、副作用等信息展开检查,保证患者的用药安全。对某些特殊用途的药品,也在医嘱功能中做了专门说明。例如,胰岛素的应用可以设定在三餐之前,也可以设置在不同的时间频率中使用,而且每次应用的量也能够有区别地设定。

(四)电子处方

电子处方的作用是把医嘱内的药物内容转化成处方,并将其传送至医院的付费系统和药房系统,方便患者支付费用,领取药物。

利用电子处方主要采用两类形式。第一类,由门诊医师在系统中对处方内容进行编辑,打印出处方,并人工签字或盖章递给患者。患者带着处方先到收费处交钱,再到药房拿药。第二类,把电子病历系统与 HIS 收费系统、药房系统等信息系统结合起来。通过这种方式,医师写好药方,将处方信息发送到付费系统,患者在付费窗口支付药费后,处方信息会发送到药房系统,然后由工作人员根据处方将药递给患者。这种做法的优势在于可以较好地解决处方流失的问题。发布电子处方,能够实现按照药物属性对处方进行自动分割,防止反复输入处方和医嘱。由于处方与医嘱的内容是一致的,在系统中可以实现处方与医嘱之间的转化,也就是医师能够决定编辑医嘱或处方,并将一致的资料导入另一模块,从而防止反复输入。

(五)检验检查

第一,门诊电子病历系统具有对检验检查结果的查询作用。实验室系统

(LIS)或影像系统(PACS)的检测和检查结果经由网络接口传送至电子病历系统,便于医师查询。比如 B 超、放射科造影、病理活体组织检查等辅助检查内容,系统能够直接通过 PACS 系统获取并储存检查结果;对 PACS 系统中的影像资料,系统采用了远程查阅的方法,以便医师查阅。

第二,系统具有智能化的检测数据处理作用。该系统将患者每次的检查结果进行随时记录与储存,如血常规、尿常规、生化、肝功能、肾功能、血糖等常规检查结果。对储存的内容,系统还提供一定实用、简便的处理方法。如果对异常的结果使用特别的色彩标识出来,有利于医师一眼就分辨出来。也能够按照医师的需求,将患者的长期检查记录根据实践或单据项目排列,并将其历史趋势图动态地展示出来,以便医师更直观地了解患者的检测指标的长期变化状况。

第三,系统具有检查套餐作用。因为患者经常要做许多检查项目,系统也具有检查套餐的功能,也就是门诊医师将各种类型的检查报告预先保存为一套检查套组,如初诊患者套组、复诊患者套组,当有必要时,能够将所有申请都提交,而不必分别提交。

四、急诊电子病历系统

急诊医学科或急诊医学中心是医院危重患者最聚集、病种最繁多、抢救和管理责任最沉重的部门,也是与全部急诊患者住院医治密切相关的地方。所以,急诊科工作是医院整体工作的反映,它直接体现了医院急救医疗的质量、护理工作的质量和工作人员的素养。20 世纪 90 年代,急诊科强调了科室特点,将重症监护的优点有机结合,所以成为现代急救医疗系统的一个关键环节。21 世纪,现代急救医学已经发展成将医疗抢救、转诊、技术指导、急诊、急救、重症监护整合到一体化的大规模急救医疗技术中心与急救医学科学研究中心,能够对急、危、重患者展开一条龙无中转急救医疗服务,被称为现代医学的代表和人类生命健康的保卫者。

随着时代的进步,人们对急性病的早期迅速救治、获取较好的临床预后疗效的了解日益加深,对急诊医疗服务的要求也日益提高。尽管近几年来,我国的急救系统得到了较大的改善,但仍不够完备,尤其是院前急救仍处于起步阶段,不能适应社会发展需要和人民对急救医疗需求逐步增加的需要。随着信息化和数字医院建设的不断深入,围绕着患者,以电子病历为核心的全新急诊信息系统的研发与应用已成为当前医疗卫生领域的热点。由于急诊科需对患者展开迅速反应与及时救治,根据急诊科的特点,特别制定适合急诊科临床工作进行和管理需求的系统,为了以急诊科工作人员的一般临床工作和管理职能为中心,展开崭新的业务功能设计,保证功能的全覆盖,促进急诊工作更顺畅、更智能、更闭环,实现整体急诊周期管理。运用急诊信息管理系统,可以有效地提升患者病历的填写质量,改善急诊活动流程,强化对于急诊活动的监督,从而提高急诊工作的效率与质量。

(一)院前急救

利用与地区 120 急救中心的联系,能够即时了解到救护车的出诊计划、所在定位,从而及时、迅速、精准地了解患者的基本状况和病情,预先做出全面的接诊安排。

1.院前急救记录

院前急救记录的作用是对患者在救护车上进行基础病史收集、初步诊断及急救处置。可以将有关的数据利用网络实时传输到医院的急诊科室,以便医院接诊医护人员迅速了解患者的病情状况,并且有针对性地采取措施。救护车上的院前急救记录是患者在急救时获得的第一手信息,它必须完备地保存在急救系统中,并与医院急诊系统展开数据共享、集成,以保证患者信息的全面性。

2.急救车上移动设备的使用

急救车上移动设备可无线传输资料。救护车上的医护人员都会配备一系列便携式的远程监控设施,能够在急救现场将获得的患者心电、血压、血氧、血糖等各种生理指标数据,借助 4G/5G 网络,即时传给医院的急诊科医师,不受时间、空间的约束,随时由专家指挥。患者被送上救护车,就像在急诊科一样,获得了和急诊科一样的保护和救治条件,急救的成功率会大大提高。

(二)分诊工作站

1.基本信息

急诊患者的资料经过接口,被输入医院的急诊信息管理系统,以便分诊台的护士看到患者的基本情况,特别是"三无患者",能够让患者的基本资料更加充分和完备,保证患者身份的正确性。

2.病情评价

系统还具有各类危重症患者的病情评价表维护作用,并按照急诊科室特点,建立对应的病情评价表以供输入。在分诊台,护士能够现场收集患者的基本生命体征,并输入表格信息,进行病情评定。

3.分诊

患者挂完号,在候诊室等候的时候,急诊护理人员利用急诊护士工作站的分诊职能,对患者展开管理。科室的护理人员能够查看当天急诊患者挂号名单,再按照医师的就诊状况和患者病情评价结论,对患者就诊进行规划,优先安排紧急患者就医,防止急诊患者等候时间太长,延误就医时间,并且降低从前患者等候拥挤,耽误医师治疗。分诊状况也可分为两种:一般急诊患者和专业急诊患者。此外,该系统还提供了叫号功能,便于科室内的医师和护理人员进行沟通,规划患者的就医。

4.绿色通道

对于特殊情况、急需救医的患者,以及"三无患者",具备特殊标志的患者,在交费、检验检查、使用药品的时候,按特殊程序处理。

伴随绿色通道的设立和持续优化,危重症患者的抢救成功率得到了显著提升,特别是对突发事件、突发疾病、群体伤的医治,更是凸显了"急"的特征,实现了"救"的目标。

(三)急诊医师工作站

1.诊疗计划

系统具备诊疗计划轴作用,能够根据事先的设定,为急诊的各个病种制定规范的诊疗规划流程表。急诊科医师在收治患者后,必须严密遵守诊疗规划表操作。在诊疗计划轴上,将时间作为纵轴,能够看到急诊患者所需执行的工作和已执行的治疗处置措施。

2.急诊病历

急诊病历的主要作用是对患者在急诊诊疗中全过程的各类病历信息进行记载,其中包含普通急诊病历、抢救病历、留观病历、抢救小结等资料。总体病历都采取结构化形式进行输入与储存,既有利于急诊医师的输入,也便于以后的研究、教学过程中病例查找、分析和统计。该系统拥有多重规范的诊断库,包含西医ICD9 和 ICD10 病理诊断代码及自行定制的诊断库。临床医师按照需求选取利用,为临床执行提供了便利。

对于急诊病案能够展开即时的打印、输出,并最终将其统一存档。系统还具有特殊的病案信息输出格式和 PDF 格式等各种输出格式,能够将资料刻录成光盘交给患者,方便患者存储。

3.查阅历史病历

医师在就诊时,需对患者的以往情况有一些认识,要参考患者以往的病历。系统具有对患者以往病历的查询功能,对于复诊患者,能够直接导出过往病历中的信息。过往的检验检查结果在现在的患者病情诊断中发挥着至关重要的作用,不但可以节约治疗花费,还可以免去一次辐射,也可以通过对比从前的检验检查和参考以前的处方处理等,记载患者历史检验检查特别是 CT 等资料是非常重要的,这对于诊断治疗有历史疾病或者周期性发病规律的疾病具备重大意义。

4.急诊医嘱

系统具有急诊医嘱的作用,能够对患者在此次医疗中的用药、检查、嘱托等相关医嘱内容进行编辑。全部医嘱信息均遵守规范的医嘱数据词典,并以快捷的拼音首字母搜索形式输入,大大缩短了输入的时间。系统针对急诊的特点,给出了急诊医嘱特别处理方式。

第一,能够允许在抢救后补充输入医嘱,或者在抢救的时候,护士会先将医嘱输入,等抢救完毕,再由医师来完成医嘱的确定及上传。

第二,医嘱的编辑界面,在上传医嘱信息的时候,需要输入用户名和密码(允许刷卡和条码确定身份信息),以确认上传者的身份,防止不同用户的屡次切换登录界面。

第三,支持特别医嘱输入形式,给出经常使用的急救药物或处理、检验检查项目,使使用者直接选择就能完成医嘱提交,缩短了查找时间,并提供语音输入和痕迹记录。

第四,急救药物,允许先借后还。

第五,具有批量提交医嘱、申请检验检查的作用,还支持医嘱组套。为了加快医嘱的输入速度,系统还支持医嘱组套,也就是医师按照各种疾病的要求和自身经验,将一些医嘱预先保存成医嘱组套,以便有需求时直接使用,经过调整后提交,并且能够对从前诊疗中上传的医嘱资料进行重新调整和编辑。

第六,具有发布不同治疗单的作用。

第七,具有药品安全使用检测、医师药品使用权限的界定和检查处理的功能。一些药品可能会对患者造成严重的伤害,所以在用药方面会存在许多局限性。在对药物医嘱进行编辑的时候,系统还支持药品安全检查功能,也就是可以对药品的禁忌、相互作用、不良反应等多方面展开检查,保证患者的用药安全。对某些特殊用途的药品,也在医嘱功能中做了专门的说明。

第八,具有对医嘱的医保政策相符情况的自动检测和提醒的作用。确定医保药品和非医保药品的区别。

5.电子处方

此处参见前文门诊电子病历系统中关于电子处方的讲解。

6.检验检查

此处参见前文门诊电子病历系统中关于检验检查的讲解。

7.疾病评估

系统具有维护的作用,能够根据各种病种包括专病、疾病的诊断与治疗情况,设定各种各样的评估表格及表中的各种项目。选取相关的评估表,以评价患者的病情轻重或评价急救的疗效。根据评价结果,系统会按照评判规则,自主发布任务,提示医护人员依据患者目前的得分状况下一步需要执行的医疗操作与规划。系统能够查阅、统计、分析评估表,也能够根据各项评分、总分等展开独立的查阅统计,或将患者的病情评价结果,患者的发病症状与治疗的转归联系起来展开统计。

(四)急诊管理工作站

1.急诊病历的质量控制

对于急诊病历的书写,急诊信息管理系统还具有对急诊病历质量控制的作用。首先,利用预设的模板设置作用,能够确保各专科采用各自科室的实现设置的模板,从而满足临床具体应用的需要。并且,事先准备好的模板内容完备,能够避免医师在询问病史、专科检查和体检时产生疏漏。

系统可以检测医师输入的患者病历,医师需要输入主诉、现病史、体格检查等信息,满足一定的字数后方可储存并进行下一步操作。否则,系统就会提醒医师,让他把所有的资料都填写完备。

在模板中,应设定必须输入的内容,以规范病历书写质量。例如,病历上的红色部分就是医师必须输入的信息,当医师填好实际信息之后,红色就会自动消失,这样就可以辅助医师完成整个病例的输入,从而大大提高急诊病历的质量。

2.工作量统计

为了便于急诊科室的日常管理,系统还设置了工作量统计功能,便于急诊管理人员对当日的急诊科患者数量、每位医师诊疗的急诊患者数量等统计数据有所了解。

第一,急诊日志,根据日期查阅急诊患者日志,显示出每日各个科室包含普通急诊、抢救、留观等方面内容的急诊清单,以及急诊患者的基本资料等。

第二,统计急诊患者的数量,根据各个科室、出诊医师、患者分类(普通、留观、抢救)进行例数统计。

第三,统计每日各个科室的急诊转归患者。

第四,根据班次统计急诊患者数量,各类工作量(血液检送次数、完成比例、送检次数、完成比例等)。

3.审批

(1)绿色通道患者审批

对于被护理人员具有绿色通道标志的患者,审理批准确认后才能够使用绿色通道进行治疗。

(2)费用审批

设置患者欠费范围,超出设置的范围,就会提示患者欠费,必须经过上级的审批,才能继续欠费治疗。

五、门诊信息系统

(一)门诊分诊叫号系统

在医院采用门诊分诊叫号系统之前,患者候诊一般分为两类:第一类,自动排队;第二类,根据挂号顺序,分诊护士安排患者到诊室就医。因为排队顺序不明确,患者不了解前面有多少人在等待,再加上会有紧急患者需优先诊治,在等待的过程中,患者的心情很紧张,队伍纪律也很乱。

排队叫号系统是建立有秩序的就诊氛围,提升患者满意度的有效途径。患者在挂号、候诊、缴费、取药、治疗过程中的排队等待时长与体会,是衡量患者对医院满意程度的一个重要标准。

随着人们生活水平不断提高,人们对自己的身体健康状况越来越重视,来医院做常规体检的人日益增多,因此,医院的门诊量不断增长,医院的经营管理也面临着严峻的考验。首先,患者在就医过程中期望获得最高质量的诊疗服务;其次,在面积有限的医师办公室里,"围医"的情况屡见不鲜,对医师的工作造成了很大的困扰,也会影响医师的工作效率,对患者的个人隐私保障造成阻碍。倘若单纯依靠护士来维持患者的就诊纪律会产生较明显的弊端,不但效率低下,还很容易由于患者过多而导致失误,更重要的是,用人力来管理,会使护士的工作量变得更大。

排队叫号系统可以从本质上解决这一问题,系统不但使患者就医的效率大大提高,减少了护士的工作量,使医师工作环境得到了较大优化,同时也为患者创造了一个舒适、安心的就诊氛围。

排队叫号系统在国外早就被广泛应用于银行、医院等场所。如今,我国各大三甲医院都已采用排队叫号系统,其功能日益受到医院管理者的关注,并呈现出蓬勃发展的趋势。

1.门诊分诊叫号系统的发展和组成

医院门诊分诊叫号系统的发展经历了四个阶段：

第一个阶段是人工叫号,缺乏软件系统的支撑,仅仅靠人工呼叫患者姓名的方式来叫号。

第二个阶段是使用语音录音技术的叫号系统。

第三个阶段是使用自动语音合成技术实现的语音叫号系统。

第四个阶段是结合健康视频宣教、专家介绍等多媒体信息的叫号系统。

现代医院的门诊叫号系统包括三大模块:硬件、管理软件、数据库。其中,硬件环境包含 PC 设备、LED 显示屏、语音设备及集线器。管理软件包含分诊台的排队系统和医师的叫号系统,以配合总体系统的日常运行。

2.门诊分诊叫号系统基本功能设计

(1)数据中间接口表的设计

目前,大型三甲医院都配备一系列稳定运转的医院管理信息系统,也就是 HIS 系统,它是通过计算机软件、硬件技术和网络通信技术等现代技术,对门诊、住院、药房的数据资料进行收集、存储、加工、归纳等,以此为医院的总体运转提供完备的、自动化的管理及各类服务的信息系统。排队叫号系统主要用于采集和加工门诊挂号患者的数据,因此需要在 HIS 系统与排队叫号系统之间建立数据中间接口来完成数据的传输,从而使排队叫号系统能够即时地获得门诊挂号患者的数据资料。

排队叫号系统通常将从 HIS 系统内获取的资料分为两类:一类是基本配置资料,如医师基本信息、医师坐诊信息等;另一类是即时的患者挂号资料。从医院的具体就诊状况来看,这个接口仅需抽取 HIS 系统中的第二类信息,即 HIS 数据库中的挂号表内的数据资料即可。

门诊挂号记录表中的各个记录都体现了患者一次就医或挂号的基础资料,当患者在窗口或自助设备上挂号时就会形成。此表格包含就诊日期、姓名、就诊序号、就诊时间描述、就诊科室、就诊医师等字段。这些字段的信息能够很好地满足排队叫号系统的运作需要。为使排队叫号系统能够从 HIS 系统中抽取数据,能在排队叫号系统数据库中设置一个中间表 Disp,然后将患者的挂号信息导入其插件程序,排队叫号系统服务器程序会从其中获得患者的有关数据。

(2)排队子系统的设计

护士站分诊台的排队子系统为总体排队叫号系统的核心,原因是其主要承担着构建和 HIS 数据库的关联,并将对应的数据从里面抽取出来保存到本地数据库的责任。另外,护理人员还能够利用该子系统实现患者呼叫、患者弃号、患者转科室等功能。

排队子系统通过窗口的形式,将当日就诊医师的队伍信息展示出来,并将当日挂该医师号的患者名单也列在这个窗口内。为从这个窗口中抽取数据,可以在数据库中设置 GroupSet 和 WaitQue 两个表,GroupSet 表用于保存编号代码和编号名称等资料,WaitQue 表用于保存每个科室的全部编号来源资料,包含患者和医师的资料。当系统登录初始化时,这两张表格中的资料会被抽取并被筛选。

这个窗口的数据是随时更新的,原因是每时每刻都有可能出现患者挂号的信息,或在医师诊疗完毕时,患者的资料需立即从窗口删去。为了达到这个目的,可以在程序中添加一个 Time 控件,它能够定期地运作一次代码。在 Time 控件的事件处理程序中,对应的事件处理代码能够按照各种状况来编辑,标志性事件通常包括:若有患者新挂号,就会进行增加处置;当患者被呼叫或弃号的时候,则进行删除处置;若有护理人员进行队内转移或复诊召回,应及时进行更新。

(3)呼叫子系统的设计

作为总体系统的客户端软件,医师呼叫子系统必须与服务器端展开实时通信,所以开发人员在开发过程中必须采用 Winsock 控件。

当医师点击"顺呼"键后,会将一条消息数据传送到分诊台服务器,而分诊台在接到"呼叫"请求的时候,会对数据库进行查找,并利用串口将对应的就诊数据传送至 LED 屏幕,同时发出和善的声音提醒。

(4)分诊叫号系统的服务端程序

分诊叫号系统的服务端程序主要包括如下作用:①同步门诊资料,需实现在 HIS 系统中对患者的挂号资料与医师资料的同步采集。②按照系统设定的时间,将前一天的挂号资料全部清空。

(5)分诊叫号系统客户端程序

分诊台管理程序主要包括如下作用:①查询当前的叫号、就诊资料,也就是界面展示出目前就诊医师姓名、患者姓名、就诊时间等信息。②分派医师,在患者指明要某个医师进行诊疗时,需将该名患者指派给特定医师,而其余医师则无法呼叫这位患者。③优先调号功能,例如,急诊转入患者、老年患者等须优先诊治的患者,能够利用分诊台调号,缩短患者的候诊时间。④尽量简化和精简的医师呼叫软件。⑤具有根据次序呼叫患者的功能,在一次呼叫之后,患者若未听到,隔一段时间进行重复呼叫。

3.门诊分诊叫号系统工作流程

（1）生成患者队列数据

患者到医院看病首先要在窗口挂号,患者的挂号内容储存在 HIS 系统的数据库,门诊叫号系统利用和 HIS 系统接口程序即时获取患者的挂号资料,并且将这些资料保存至本地的数据库。然后,分诊台的管理程序会按照设定的队列数据,将患者的挂号资料筛选输入护士站的主机,将本科室全部患者的挂号资料抽取至本地数据库的相应表内,并在前端页面上展现出来。

（2）就诊资料的展示

当医师使用自己的工号登录呼叫器的时候,点击"顺呼"键,页面上会展现出目前就医患者的名字和就医序号;在分诊台就可以看到该患者正在就医,还能够看到患者的就医时间、接诊医师等内容,候诊区的大屏幕上会出现"请某某患者某某到某某诊室就诊"的文字内容,并有语音提醒。门诊分诊呼叫系统使用的排队叫号管理信息系统是由分诊台护士用的排队子系统和医师用的叫号子系统组成,而分诊台的排队子系统则是总体排队叫号管理信息系统的数据库服务器。

在分诊护理人员进入排队子系统后,系统会展示出当日该科室全部患者的挂号情况,并将当日就诊医师的患者名单与排队子系统运转页面通过单独的小窗口的方式显示出来。

排队子系统具有如下功能。①信息重置:通常于下午上班之前由分诊台护理人员执行,此项功能能够将上午没有呼叫的号码删除。②呼叫患者:初诊的患者通常是由医师进行呼叫的,护士也能够在系统中进行呼叫。③复诊召回:在患者未按时就诊的情况下,分诊护士能够在系统中利用复诊召回功能再次呼叫患者。④弃号:如果患者很久没来就诊,或者患者退号,那么护理人员能够在系统中选择弃号功能。⑤队内转移:在得到医师的允许后,护理人员能够对指定患者在系统中进行队内转移,将此患者提早或延迟呼叫。⑥日常管理:按照门诊排班情况,护理人员能够在系统中添加医师队列,也能够对医师队列资料进行更改;还能够更改医师或护士的账号资料。

当医师登录叫号子系统的时候,系统会自动显示这位医师全部的患者挂号资料,医师在系统中能够使用顺呼、复呼、清屏、后移并顺呼等功能,也能够选择"查看"功能,查询候诊的患者数量。

(二)门急诊输液管理系统

门急诊输液是目前医院工作中的一个关键构成要素,其工作量大、操作复杂、与患者的互动时间短,稍有疏忽就可能会对患者的生命安全造成威胁。因为每日要收治的患者很多,患者家属和来来往往的路人也很多,因此,医院的门急诊输液室就成了人员比较密集、人流比较大的地方。门急诊输液系统可以有效地保障患者的生命安全,降低医疗事故和医患纠纷发生的概率。

1.门急诊输液室的运行方式

门急诊输液管理系统是一种主要用于门急诊治疗室按照需求展开对皮试、输液、注射的门急诊患者综合管理的信息系统。尽管门急诊输液系统能够独立使用,但其必须与现存的 HIS 系统相结合,方能发挥最显著的作用。从业务角度来看,门急诊输液工作包括接单、配药、输液和巡视、输液后护理四个关键步骤,能够由多名护理人员配合实现,或特定专职护理人员执行。

(1)接单

护士对患者所持有的药物与处方进行核对,核对支付信息,对所收药物展开统一的管理。确认无误后,接单打印出输液瓶签、输液单,最后为患者安排好位置。

(2)配药

护士重新检查药物内容,并根据输液单要求配药。

(3)输液和巡视

在输液之前,重新检查患者的身份标识和药物的瓶签,确认无误,方可进行输液。

在输液过程中,护理人员需定期检查患者的输液情况,注意查看患者的输液处若出现疼痛、皮疹、肿胀、液体滴注不顺畅、针头移位等状况,应及时解决。

(4)输液后的护理

根据输液所需的时间,输液完毕,护士应立即拔针,并告知患者输液后的有关事项。

2.门急诊输液管理系统组成与业务流程

门急诊输液管理系统主要包括:用户管理、输液仓库管理、患者席位管理、输液资料统计、输液状态跟踪等内容。

医师首先会在电子病历系统中下达输液医嘱信息,患者到收费处缴纳费用,再到输液室等待护理人员输液。护理人员在输液管理系统中,输入患者的 ID 或名字,即可查看患者的输液资料,最后护士选定输液医嘱,储存并打印瓶签。

3.门急诊输液管理系统的基本功能

(1)患者身份标识和制作输液瓶签

患者的输液资料与系统生成的瓶签相联系,并具有唯一性,保证了患者与药品的一致性。

(2)实时更新和浏览患者资料

当患者的输液资料形成后,护士就会在系统中查找并制作输液资料瓶签。对输液药品检查后,系统会主动形成药品执行清单,并将操作护士的名字和操作时间记下来,方便药品操作情况的核查。患者输液完毕,系统会自主更新患者名单。

(3)基于条形码技术的患者及药物信息核对

门急诊输液管理系统采用了二维条形码技术对患者展开身份辨识,并对医嘱进行核查,实现患者和输液药品的准确配对。

(4)计费执行

当护理人员给患者输液的时候,若有必要进行额外医治,护士能够采用计费执行对患者展开其余医疗项目的计费活动。

(5)儿科叫号登记

为了更加便利地对儿童患者就医进行管理,护理人员能够在系统中对患儿展开抽血登记、输液登记、雾化登记,家长根据患儿登记的先后次序就医,保证就医的有序进行。

4.门急诊输液管理系统特点

(1)安全,自动匹配患者和输液

在采用输液管理系统之前,医护人员仅采用手工的形式对患者身份进行检查,不可避免地存在人为错误。采用该系统后,患者与输液之间经过条形码自动比对,避免了人为错误的产生。

(2)精确,自主记录输液整个过程

在采用输液管理系统之前,护理人员都是通过人工记录、签字,会导致忘签、漏签、书写凌乱、不易辨认的现象。在采用该系统后,系统会自主形成相关的记录,包括护士名字、执行时间等信息都一清二楚。

(3)快捷,提升护理人员的工作效率

在采用输液管理系统之前,护理人员需要人工识别患者身份,并对执行过程进行手动记录,耗时耗力。采用该系统之后,仅需一扫,就能获取所有资料,为护理人员节省了检查和记录的时间。

(4)标准,优化护理人员的内部管理

在采用输液管理系统之前,需要人工对护理人员工作量进行统计,耗时耗力,而且数据常常不清楚、不明确。采用该系统后,系统会自动对护理人员的工作量进行统计,绩效评价更加具备凭据。

(5)秩序,提高医院的总体形象

在采用输液管理系统之前,由于输液室内环境杂乱,很难围绕患者,为患者营造一个安静、舒适的就诊环境。采用该系统之后,通过无线呼叫,有效地优化了输液室的环境,实现了输液过程中的信息化管理,提高了医院的总体形象。

(三)诊疗一卡通系统

在门诊就医时,通过磁卡、IC卡等卡介质载体,借助计算机系统传输患者基本资料、医疗资料、费用资料等内容,以实现改善就医流程、医嘱行为标准化、收费行为标准化、便于患者就医等目标,统称门诊"一卡通"。现在,门诊就医卡的使用分为预存费用和不预存费用两种形式。与预存费用模式的门诊就医过程不同的是,不预存费用可以将患者从门诊大厅分散到医嘱实施部门,方便患者参与治疗。

居民健康卡技术和就诊卡相比而言可参考的经验较少,医院内部健康卡信息化建设过程更能掌控。健康卡的有效使用不但要多个部门、单位的积极配合,同时还需密管系统、卡管平台、银行等多方面的支持,这也是目前的重难点。同时,探讨更加方便的支付与结算方法也将成为今后的发展趋势与方向。

一卡通的核心内容就是通过使用卡片种类特殊的实体媒介,实现业务数据从产生、收集、传递到汇总、分析的信息资源管理标准化、自动化。对医院诊疗一卡通来说,其核心内容是以诊疗卡为载体,做到预约、挂号、就诊、缴费、检查、检验、诊断、处方、随诊等诊疗闭环管理。并且,作为医院信息化管理的一项重要内容,医疗一卡通与ERP系统、财务系统、HRP系统紧密相连。

1.诊疗一卡通系统的功能

应当具备但不局限于如下功能:建卡、充值、卡支付、挂失、预约、结算、查询等,并与EMR、CIS、医保等系统展开数据交互。

在诊疗卡上预先存入充足的资金,能够使挂号预约更加灵活,可以选择如下途径预约挂号:门诊缴费窗口挂号、诊区分诊台挂号、自助设备挂号预约、网上挂号等。另外,诊区分诊台、门诊治疗室、门诊化验室、检验科室、门诊药房等都可以使用诊疗卡付款,并打印相应的费用清单。患者就医完毕,凭卡到门诊缴费窗口打印发票,患者可自行决定是否退卡内余额;就诊卡不退,并交由患者保管;当天也可以选择不打印发票。提供挂失就诊卡功能,挂失后的新卡依旧使用原有卡号。

2.诊疗一卡通系统的管理结构

从体系架构层面来看,管理架构包括设施管理和业务管理两大类。

医院信息中心担任设施管理的任务,主要负责医院一卡通系统的平台维护,包含系统构建与优化、网络设施运作维护、数据库维护、卡片维护、操作培训等。

业务管理是医院一卡通系统作用的直接反映,是由各个使用单位的执行人员负责的。

3.诊疗一卡通系统的软件架构

软件体系结构划分为三个层次:数据层、应用层和用户层。

(1)数据层

数据层主要组成元素为数据库、服务器。

(2)应用层

应用层主要是各个执行管理工作站。要确保各个子系统之间相互独立并且存在相互联系,使系统功能可多可少、系统可大可小,以便支持医院更普遍的功能选择空间;各子系统的职能要与各个科室的职能相符合,才能使医院的工作过程更加标准化;各子系统间的数据和信息在全面分享的同时,也确保内容的安全性;系统功能需要具有较强的拓展性和适应性,便于按照医院的需求持续优化其性能,并拓展其应用领域,防止系统的扩展导致费用消耗。

(3)用户层

用户层是以各类读写卡机具为主。例如,医院一卡通包含许多患者的大规模、复杂的系统,其发卡数会达到数十万张,一定要起点高、规格高、技术成熟、实力深厚、经验丰富的供应商才能实施。医院一卡通系统的覆盖面十分广泛,它的使用功能还有待挖掘和拓展,并且与 HIS 系统相联系。所以,一卡通供应商必须具有硬件开发、软件开发和系统集成的实力,否则,一卡通很难充分发挥其优点,以致可能变成医院的负担。

4.诊疗一卡通系统的安全体系

在安全系统方面,要从硬件安全、数据安全、网络安全等各方面采取相应的防范举措。

(1)硬件安全

需要支持可以设置读写卡机仅能识别该系统的用户卡,而不属于该系统的卡则不接受刷卡请求;需要采取相应措施,以避免机具参数被非法变更;每个机具需要具备仅有的通信地址,计算机与机具间的数据传输要具备访问权限的检查机制,机具必须具有拒绝非法访问的能力;机具可以拒绝黑名单卡、无效卡、无权限卡的刷卡请求,有必要时需要具备报警或提醒功能;为了保护机密资料,计算机和机具间的传输数据需要采取保密措施,来避免非法套用。

(2)数据安全

数据中心的建设必须符合各医院场所技术规范要求,并且采取防范非法侵入、抵御一般自然灾害的措施,以确保安全的操作环境;服务器端要尽可能地使用双机集群服务器和磁盘阵列纠错技术,以确保服务器数据的精确度;数据库中的数据备份方法有许多种,包含在线数据备份、异地远程备份等;需要具有快速的灾害恢复功能,以保证数据的绝对可靠性。在设计数据库表时,需要把重要数据和一般数据储存在不同的表格中;在重要数据库表中,要尽可能地采用电子签名、创建必需的视图来隔开某些关键数据;设置必需的日志追踪。

(3)网络安全

系统所依托的网络环境是其最脆弱的部分,也是易受攻击的环节。一卡通系统需要采取有力的防范和隔离非授权访问的手段,以确保数据传递的安全。

(4)应用系统安全

一卡通系统需要实行封闭运作、多级密钥管理,非一套系统的卡片、机具、软件不得混用;需要采取举措,避免产生一卡通程序软件的非法启用,越权利用软件功能等问题;空白卡必须进行格式化后再发放给用户,以防出现违规发放而导致系统错误的情况;应用系统的功能需要采取分级、分组授权的方式,对未经授权的功能操作进行屏蔽,禁止越权操作;系统必须具备严密的用户账号和密码管理机制。全部操作都必须具备日志追踪。

随着我国医疗体制机制改革的全面深化,如何有效地解决人民群众的"看病难、看病贵"问题成为目前各级政府和医院关注的焦点。统计显示,患者在一次治疗中排队所花费的时间约为诊疗全程的70%。在门诊挂号排队、取化验单排队、缴费排队等方面,都是医院处理看病难问题需要优先考虑的事情。一卡通的"一站式"流程就医服务可以有效地解决上述问题。

(四)门诊预约与挂号系统

随着我国医疗信息化进程的加快,各大医院信息化平台一体化逐步完善,功能模块与信息的互联,为实现就医智能化、数字化提供了条件。当前,如何进一步提升医疗服务的质量,已经成为各级医院工作的重点目标和关键方向。在门诊就诊感受方面,门诊流程是否合理、功能布置是否完善,将直接关系到患者的就诊感受,并在一定程度上体现了医院的管理水平。

为了解决传统窗口挂号方式中门诊患者挂号难、排队长的难题,弥补现代通信方式下手机预约、网上预约、电话预约的功能性缺陷,显示出全国医改背景下"先就诊、后付费"的高质量便民服务思想,各大医院采取各类方法的预约与挂号形式,为进一步完善和改变门诊就诊流程,减少非诊疗活动时间,优化就医环境,提高医疗服务质量和医院管理水平迈出新的步伐。

对于医院信息化模式下的预约挂号功能来说,为了便于患者就医,各个医院信息系统大体上都建立了一卡通就诊系统,从挂号、就诊、取药、检验、检查、结果查看做到闭环服务,就诊信息的衔接性为患者顺畅达成整体诊疗流程创造了便利的条件,也为医师回溯病情、提高效率提供了便利。同时,很多患者都在一大早排队挂号,因为他们的无规划挂号,造成候诊时间很长,许多患者在医院里等待,浪费了患者的时间,降低其就医体验。由于缴费窗口人员数量有限,工作压力较大,服务质量大打折扣。

近几年,为了解决这个问题,在多途径、自助预约挂号、诊间预约挂号等新形式、新方向和新思路下,形成了一套独立闭环式预约挂号系统。这些相互补充的服务和就医模式的产生,旨在降低患者在候诊区的候诊时间,创造更加文明、更有秩序的就医环境,实现"就诊分时段、预约选时段"的精确化服务,贯彻"一切以患者为中心"的服务思想。

从医院信息化建设的长远角度来看,预约系统需要满足多种渠道、多种手段的平行预约挂号,更要适合在运行过程中快捷顺畅地纳入新的应用平台或者其他渠道,这不只局限于自助设施,还需实现与网络技术等的无缝对接。

1.门诊预约与挂号系统的设计

(1)数据准备

构建预约挂号资源池,简称号源池,号源池能够体现医院具体的排班情况,包括预估就诊时间、就诊医师、科室地址、资源状态标志等各方面信息。

首先,医院统一管理号源池,医院系统、自助终端和各预约平台可以随时获取号源池的信息,实现预约资源的同等分享;其次,统一管理资源的放出、调节,统一控制设置新的预约数据开放时间、开放比例、身份验证、黑名单等,使总体预约挂号系统更加科学、标准;最后,利用号源池展开预约率、爽约率、就诊率等数据的统计,为进一步优化门急诊的信息系统建设提供数据基础支持。

每一位医师在排班的时候,都会根据就诊时间产生一系列数据,最终形成一个完整的预约挂号资源数据池。在就医之前,现场预约、电话预约、网络预约、医师站预约都能够获取号源池中放出的预约资源,决定实际预约的医师、就医的时间,真正实现选号预约。就医当天预约患者根据预定的时间来到医院,在自助设备或分诊台登记后,就能去预约的医师那里看病。

(2)多途径预约与挂号方式的实现

①本系统预约:适用于医院内运用 HIS 系统的各科室。采用门诊预约挂号系统,利用获取 HIS 系统中号源池数据,通过诊疗卡收费的途径进行预约;其中,电话预约和 24 小时电话预约管理系统相衔接,为患者提供更高质量的预约服务。②异构系统预约:院外预约渠道、自助设施、移动 App、医师站等多个异构系统中使用。

HIS 系统内封装了统一的预约接口,支持第三方平台取用后进行预约;其中,院外系统采用其自身的安全适合的支付模式,先行代理收取预约费,由医院与第三方渠道对账的形式来收取资金。

2.门诊预约与挂号系统的实施

医院门急诊服务系统的实行与其他系统的上线实行是存在区别的,它必须满足一些客观的需求与前提。在实行的整个过程中,不但需要项目领导人员、院领导、主要科室领导、临床科室领导等互相协作,还需要项目实施和技术小组(如信息中心、医师、护士、门诊部等应用科室)的共同合作。

在该系统运行之前,项目负责人与技术人员设置用户身份、权限、诊断名称字典、医嘱字典等,为用户构建诊断模板、医嘱模板等;同时模拟具体环境,介绍系统的工作流程、软件功能、基本操作和使用注意事项等内容,确保培训的有效性。在系统运行过程中,项目负责人和技术人员根据用户的具体应用状况,展开有目标的培训。

在系统试用阶段,为了验证门急诊服务系统的具体使用效果,结合各个医院的具体状况,需完成如下目标:向全社会推广新的就医模式;在新的就医模式中,要解决各部门之间的合作问题,使医护人员逐渐适应新的工作方式;对就医过程展开完善;对软件功能和系统性能展开验证和优化;为全面应用于门诊各个诊室积累经验;同时开展全员培训。在对试用阶段经验归纳的前提下,加大宣传力度,对整体展开严密的培训管理,通过全面的准备,在试用阶段结束后,将各有关应用科室和技术部门的负责人集中起来开展协调会,对系统运行中产生的问题进行归纳,解决部门间的合作问题,以及流程优化、软件调整、人员再培训等问题,保证系统运行处在能够控制、管理和秩序稳定的状态。

多渠道自助挂号是一项崭新的医院便民服务的改革与探索。这些服务的实施,将极大地促进医疗机构的就诊流程和医疗环境的调整与完善,更好地反映了以患者为本的工作理念,使患者能够获得高质量、高效率、更方便的人性化服务。加强和贯彻医院的细节服务思想,达到医患双方共赢的目的,为建设既有优质的服务质量又有崇高医德的医院打下坚实的基础,使患者就诊更加便捷,同时大幅提高医院的诊疗服务和管理能力,并在今后的工作中继续拓展和推行这种模式。

六、住院信息系统

(一)住院登记管理子系统

住院登记管理子系统指的是应用在医院住院患者登记管理的计算机程序,主要包含住院登记、床位管理、病历管理、患者身份检验信息数据收集等内容。它的首要工作是为患者办理入院手续提供便利,为医保患者看病提供方便,推动医院有效利用病床,提升床位周转率。

住院登记管理子系统的主要作用如下:

1.住院登记管理

系统按照患者的入院申请,构建患者的病历首页资料,采集身份核实数据,登记医保。在 HIS 系统完成住院登记后,系统会将登记资料与 EMR、LIS、PACS 等系统进行数据同步,保证各系统间的登记资料互通互享。

住院登记的流程主要包括如下环节。

第一,办理入院登记,在 HIS、EMR、LIS、PACS 等系统中建立入院记录,并根据住院记录对以后患者的治疗活动展开联系。

第二,根据病历首页的要求构建病历首页,并在住院登记的时候,输入病历首页基础资料,提供病历首页打印服务。

第三,产生病历号,以病历号为患者在医院住院的仅有标志,与患者相互对应,采用病历号与住院次数相结合的方式来显示患者每次的住院记录,实现患者就医记录的衔接性。

第四,提供医保患者根据医保流程办理入院登记,采取住院登记过程中输入的医保种类获取医保接口通信的方式实现医保住院登记,然后从医保中心提取医保登记流水号,作为之后医保结算的唯一标志。

2.住院病历管理功能

第一,在住院登记时对初次入院的患者注册住院病历。

第二,实现病历号的合并管理;制定病历号的产生规则;提供清除空白病历号服务。

第三,查询病历号。

3.出院管理

第一,出院登记。

第二,出院召回。

第三,出入院统计。

4.查阅统计

第一,对每个执行人员办理住院登记的状况进行统计,即时体现执行人员的工作量。

第二,对各科室的住院登记和出院数据进行统计,对各科室的病床流转状况和患者流量状况进行即时统计。

第三,患者查阅,查看患者住院资料,打印资料。

(二)住院收费子系统

住院收费子系统是指提供入院患者费用管理的计算机程序,它主要包括住院患者结算、费用输入、打印费用明细和发票、住院预缴金管理、欠款管理等。医院的住院收费管理系统在设计时需要向患者与医护人员提供收费信息,迅速精确地为患者办理出院手续,为医院经济审查、分享信息、减少员工的工作压力等搭建平台。医院的住院收费子系统的设计需要遵守国家和地方相关法律、法规和规章制度。

1.设计需求

第一,收费记录,不管在什么地方,通过什么方式记录患者的花费,都要保存记录者的印记。更改费用时,一定要提供原始凭据作为根据,并对原始票据的记录展开修正。

第二,安全管理,确保数据的正确性和保密性。

第三,支持医保支付费用和打印单据的功能。

第四,打印住院预缴金收据、汇总单。

第五,对住院费用的日期进行严密管理,预交金、结账单、退款单等的日期不允许更改。

第六,对退款进行严密管理,在退还之前,一定要对预交金、结账单、退款单进行审核。

第七,对发票进行严密管理,构建严谨的发票收取与归还制度,机器审核制度。

第八,对付款进行严密管理,要求财务部通过计算机对付款凭证进行审核。

第九,协助财务部对住院患者的预交金进行复查。

2.基本功能

(1)患者费用管理

患者费用管理包括:①阅读医嘱并进行费用核算。②患者费用输入,提供单个费用输入和全部费用输入功能选择,能够在检查、治疗、药房、病房费用发生处等地输入或将费用凭据聚集到收费处输入。③患者结算,包括患者住院期限内的结账、出院总结、出院后的患者召回功能。④住院患者预交金的最低额度提醒功能。⑤患者费用查阅,能够让患者及家人了解他们的各项开支运用状况。⑥患者的欠费与退款管理功能。

(2)划价收费功能

划价收费功能包含药物与诊断治疗活动的自动划价收费。

(3)预交金管理

预交金管理包括:①预交金管理,并打印预交金单据。②预交金日结,并打印单据。③通过各种途径统计预交金,并打印单据。④通过各种途径查阅预交金,并打印单据。

(4)住院财务管理

住院财务管理包括:①日结账,包含患者当天的预付款、住院患者预交金、住院患者各种费用、出院患者结账及退款等统计归纳。②旬、月、季、年结账,包含住院患者预交金、出院患者结账等财务处置。③住院财务分析,需要提供住院收费财务管理的月度、季度、年度及各年度、季度、月度的费用经济分析评估功能。

（5）住院收费部门工作量统计

住院收费部门工作量统计包括：①月度科室工作量的统计,提供每月科室、病房、药房、检查治疗等科室的工作量统计及费用归纳功能。②年度科室工作量统计,提供全年全院、科室、病房、药房、检查治疗等科室的工作量统计及费用归纳功能。

（6）查阅统计功能

查阅统计功能包含药物、医疗项目（名称、用量、用户名称、单价等）查阅、科室收入统计、患者住院资料查阅、患者查阅、结算查阅、住院发票查阅。

（7）打印输出功能

打印输出功能包括：①打印各类统计搜索资料。②打印患者报销凭据与住院费用单据,凭据格式必须遵守财务与卫生行政部门的统一规定或认可的凭据格式与报销费用项目,并且遵守会计制度的要求,住院费用明细单必须符合相关部门的规定。③打印每日费用结算总结表。④打印每日费用清单。⑤打印每月和每旬的费用总结表。⑥打印科室核算月度统计表。⑦打印患者预交金明细单。⑧打印患者欠款明细单。⑨打印月度、季度和年度的收费统计表。

（三）护士工作站子系统

护士工作站子系统是指辅助病房护士进行住院患者的日常护理工作的计算机程序。其主要工作职责是帮助护理人员检查和执行医师发布的长时间或临时性的医嘱,并对其实施状况展开管理。另外,还要配合护士做好护理、病房病床管理等方面的日常工作。

1.系统设计要求

第一,护士工作站的各类资料要从住院登记、医师工作站、住院收费等多个子系统中采集,并提供直接输入。护理工作站生成的数据应当及时反馈到医师工作站、药房、住院费用、检验等子系统。

第二,由护士检查后医嘱才能够生效,记录在医嘱单中,并将相关的医嘱内容发送给相关的实施单位。医师能够取消没有护士检查的医嘱,也不会被记录在医嘱单中。

第三,系统能够提醒需要续打医嘱单的患者名单,并提醒续打长期或临时医嘱单的数量。

系统需要具有指定页码的补印作用,以确保患者长期或临时医嘱单的全面性。打印的长期或临时医嘱单必须有医师签署的全名才算有效。

第四,在护士站内,各类凭证的打印需要具备个体患者或根据病区打印等多方面选项。

第五,在护士站收取费用的时候,需要说明当前已经收取的费用,以防重复收费。

第六,护理站在打印患者检验检查申请表的时候,需要说明当前已经打印的申请表,以防重复打印。

第七,护理人员书写的药物皮试结果在长期或临时医嘱单中必须得到体现。护理人员的所有操作,一经确定不得更改,系统记录的执行时间依据服务器内的信息。

第八,网络运作,数据与资料精确、靠谱、快速。

2.基本功能

(1)病床管理功能

病床管理功能包括:①病区病床使用情况总览(包括床号、病历号、姓名、性别、年龄、诊断、病情、护理等级、陪护及饮食状况等内容)。②提供病床性质的增删、定义功能。③提供患者选择、转床、转科的处置功能。④打印病床每日报表。

(2)医嘱处理

医嘱处理包括:①输入医嘱。②检查医嘱(新发布、终止、作废),检查、打印病区医嘱的处置状况。③对患者的各项指标进行记录。④打印长期或临时医嘱单(支持续打),重新调整长期医嘱。⑤打印、查阅病区对药单(取药单),提供药单分类管理功能。⑥打印、查阅病区长期或临时医嘱治疗单(口服、注射、输液、辅助治疗等),提供治疗单分类管理功能。⑦打印、查阅输液记录卡和瓶签。⑧长期或临时医嘱实施确定。⑨输入药物的皮试结果。⑩打印检验检查申请表。⑪打印病历首页。

(3)护理管理

护理管理包括:①护理记录。②护理规划。③护理评价表。④护理人员排班。⑤护理质量管理。

(4)费用管理

费用管理包括:①护士站收费(一次性材料、治疗费等),提供模板作用。②终止或取消医嘱退还费用的申请。③病区(患者)退费状况总览表。④住院费用明细(包括每日支出明细表)的查阅和打印。⑤查阅病区欠款患者名单,打印催款通知书。⑥查阅病区内一次性医疗用品消耗情况,打印医疗用品申请表。

(5)药物管理

药物管理包括:①摆药申请:护士挑选要请求摆药的医嘱种类,然后挑选摆药药房申请摆药,药房接到护士站的申请后,按照申请信息展开摆药。②摆药状况查阅:护理人员能够查阅摆药记录,还能够查阅未摆药状况和未摆药的理由,方便及时展开后续操作。③夜间突发用药状况处理:夜间病室药房不工作,需要紧急用药的时候,能够采用形成处方传输至急诊药房的方式获取患者药物。

第二节　医院物联网的应用

一、医院物联网概述

(一)医院物联网概念与作用

医院物联网是在医院中使用物联网的统称。

详细地说,"物"是对象,即医师、患者、医疗设施和物品等;"联"指的是信息交流互动,而物联网标准的界定对象是可感知、可交互、可控制的;"网"则是流程。医疗的物联网定义要以标准流程为基础。

结合我国发展创新型国家的要求,医院运用物联网技术对传统医疗模式进行创新,使传统医疗信息化的创新不仅限于目前的零散、单独运用,而是在现有工作基础上,对医疗信息化的状况进行全面重组和完善,并迅速提高创新技术水平,使之满足医疗改革的需求和患者对于医疗服务的需要,最后提供即时、智能化、动态的相互联通服务。

目前我国医疗条件日益改善,尽管依旧存在看病难、看病贵的问题,但是医疗技术是不断提高的。通过物联网技术,医院建立电子医疗系统,以此为医疗行业提供更多方便。

医院物联网利用物联网技术,实现对患者的智能化诊疗与对物品的智能化管理,提供医院内医疗、社保、药物、人员、环境、管理等方面信息的数字化、诊疗流程合理化、服务交流人性化,符合医院医疗健康信息、医疗设施与物品、公共卫生安全的智能化管理与监督的需要,以此解决医疗业务平台功能不足、医疗服务总体水平低下、医疗安全生产潜在危险、医院管理信息化薄弱等问题。

医院物联网技术的主要特征是：物联网对于所有物体的可寻址、可通信与可控制。这个特点极大地改善了医疗服务的品质，推动了医疗改革的进程，促进了医疗向个性化、地区化、智能化趋势发展。近年来，我国医疗卫生事业的信息技术有很大投入，医疗管理水平日益提高，基本医疗信息体系也得到逐步优化。我国已经显示融合了准确地理方位的各种不同管理数据，并且可以对异常数据进行警示，从而为医院的管理工作提供快速、直观的数据总结和数据处理的决策依靠。

(二)医院物联网总体建设目标

医院物联网是在数字化、信息化、智能化建设的基础上进行的延续和拓展；是以无线网络、物联网、"互联网＋"、多网融合、系统集成、云计算等技术为基础的全面应用创新。

医院物联网建设的整体目的是建立涵盖诊疗和医院管理的多网合一、一网多用的医院物联网应用管理平台，多技术、多应用标准的传感器、RFID标签应用场景，来实现整体医院管理的集约化、绿色化、人文化、掌上化，从而产生一套涵盖医疗与非医疗管理的精准和管理系统，以及一套可开放的、可扩展的发展系统。

(三)医院物联网标准化现状

1.国外医院物联网标准化现状

目前，国际医院物联网标准还处于初级阶段，还没有大规模推广，标准体系还在建设中。医疗卫健康核心技术标准的制定任务重点集中在 ISO、CEN、ITU、ISO/IEEE 11073 WG、IHE、康佳等机构，涉的部门和个人的重复度比较高，技术系统架构也比较统一。此外，还有部分全球性标准机构，如 HL7、AAMI、ITU等，也会根据以上技术标准制定相应的外围标准如质量安全管理类、应用指南类等，或者小众应用类标准如应用在医疗的多媒体数据通信等。因为没有统一的标准，不同的终端设备会造成感知层和应用层的巨大差别，极大地阻碍了应用和行业的规模。只有实现行业规模化、减少成本，社会经济效益才能实现最大化。

当前，国际上较为通用的技术标准框架中，医院物联网技术的标准化并没有将底层传输技术作为关键，以医院、消费者、保险公司和第三方信息服务提供商为主的信息用户，在标准制定过程中更注重医疗信息自身的标准化，以医疗器械生产商为主的互联互通技术标准用户在标准制定过程中较为注重应用层数据交换协议，以及其以上层次内容的标准化，而传统的传输技术提供者在标准制定过程中更加注重在各种传输技术与上述应用层数据交换协议之间构建对应的传输适配层。

另外,基于 ISO/IECJTC1/WGSN 传感器网络研究组工作,2009 年,ISO/IECJTC1/WGSN 建立了专门从事医学传感器网络研究工作组,即 WG7 工作组。到目前为止,WG7 已经颁布了超过 30 个 ISO 标准,并且还有十多个在开发过程中。ISO/IECJTC1 于 2013 年设立了 SWG5 物联网特别工作组,负责对世界范围内的国家进行物联网标准化工作的研究与指引,而中国则以成员国身份整体开始了物联网国际标准化制定进程。同年,无锡医院物联网研究所的多位专家作为工作组的中方成员,直接进入国际物联网标准的调查研究工作中,借鉴了国际标准组标准化的成功经验,促进了我国的医疗标准化制度修订进程。目前,此工作组包含四个小组,主要负责信息的整理和研究,包括 IOT 的发展、市场需求的分析、标准信息的收集,以及物联网参考结构。

2.国内医院物联网标准化现状

目前,我国的医疗标准化工作已经从总体上进行了规划,并在逐步推进。该标准体系把医疗标准划分成基础类标准、数据类标准、技术类标准、管理类标准四大类。我国医疗行业的标准化工作,主要是由原国家卫计委主导,现已制定了 WS 218—2002《卫生机构(组织)分类与代码》、WS/T 303—2009《卫生信息数据元标准化规则》、WS/T 304—2009《卫生信息数据模式描述指南》、《电子病历基本架构与数据标准(试行)》等部分标准。另外,国家传感器网络标准组(WGSN-PG2)和无线个域网标准组(CWPAN)等也相继出台了基于物联网技术在医疗卫生领域的医院物联网技术标准,包含数据命名表、数据交换协议、传输层适配、数据应用等标准。与此同时,中国通信标准化委员会(CCSA)TCIO 工作组也推进在通信行业内的智能医疗标准化工作。现已制定三个国家标准,分别是《基于物联网的医疗健康监测系统业务场景及技术要求》《基于物联网的医疗健康监测系统框架及技术要求》《泛在物联网应用医疗健康监测系统业务场景及技术要求》。

2015 年 7 月,原卫计委医院管理研究所主导制定的《中国医院建设指南》第 3 版正式出版,其下册"医院物联网建设"一章中详细介绍了医院物联网的应用与建设,能够对物联网在医院的应用发挥指引作用,并为制定今后的应用标准打下了坚实的基础。

在行业发展过程中,不仅要有标准,还要有相应的检验机构,以确保建设的执行成果。随着物联网技术的发展,国家质检总局给予高度关注,并对其认证机构建设进行了逐步完善。

综上所述,我国的医疗健康标准化与国外先进国家相比仍存在一定差距。国际医疗信息化标准包括 ISO/IEEE 11073 系列标准、DICOM、HL7 等标准机构,涵盖了医疗领域的全部内容,并以不同的基础协议为基础,在应用层对医疗信息展开了规范。所以,要推动我国医疗领域物联网应用的进步,并进一步提升我国的医疗信息化水平,相关领域的专家要共同努力,担负起这个重任。

二、医院物联网的建设

(一)物理平台规范建设

1.搭建医院物联网 M2M 平台

医院物联网业务平台的主要功能可以划分为两个层面:第一,数据接入层,其获取从数据接入网关发送来的物联网终端设备所收集的各类数据,然后将其格式化转化为应用层接收标准化数据;第二,系统应用层,在接收到标准化数据之后,由系统应用层对其展开加工,或将其传输至医院的业务系统,从而为医院业务平台的运行提供支撑,降低人力成本,增强服务的时效性和安全性。

2.建设网络层

以医院内网为中心,辅助构建医院无线网络,包含 Wi-Fi、ZigBee 等,并根据具体情况使用各种各样的无线网络,将物联网终端所收集的信息利用网络传送至医院的物联网服务平台。

3.建设物联网终端

首先,装配人与物的识别装置,包含患者、医护人员、管理人员等相关人员的 RFID 射频卡、腕带、条码、二维码等身份识别设备,并配有各类物品的物联网标识。

其次,装配读卡装置,其中包含射频卡读卡设施、移动读卡设施和条码扫描设施。

最后,装配感知装置,包含装配各类数字医疗仪器,能够实时监控患者的生命体征。

物联网终端是利用多种传感器设施收集数据,然后使数据经过无线网络传输至物联网接入网关,再将其传输至医院的物联网服务平台。医院物联网服务平台接收到数据后,将数据按照实际情况分别传输至物联网应用子系统或其余医院业务系统。

4.医院物联网信息安全基础设施

医院物联网安全的研究必须根据目前信息安全技术的发展现状,凸显出医院物联网的特征(如医院物联网包含各种形式的网络异构与融合、医院物联网配套装置资源有限、装备规模大、访问距离远、装备的移动性和可定位追踪等),在医院物联网的特征中看到新的问题,并按照具备特征的共性网络技术制定符合医院物联网应用的安全需要。

从医院物联网安全结构的角度来说,一套符合要求的医院物联网系统整体目标为:根据信息安全需要,设计科学适合的安全保证系统,具有发现潜在问题、应急防控、安全保护、系统恢复等方面的能力,可以在物理、系统、网络、应用与管理等层面确保医院物联网系统安全、有效、科学运转,确保信息的保密性、完备性、认证性、不可否认性、可用性、隐私性、可靠性等,以防出现各类隐含的问题。以下是需要特别关注的内容。

(1)确保医院物联网传递过程中的保密性

保密性是指不向未经授权的使用者透露系统的信息,保证所储存的内容及所传送的内容只供经授权的用户使用,而非授权的人则不能获得资料或即便获得资料也不知道资料内容。保密性是保障系统网络信息安全的一个关键方法,它以可靠性和可用性为前提。

(2)确保医院物联网传递过程中的完备性

完备性与保密性存在差异,保密性需要内容不得向未经授权的人透露,而完备性需要信息未经许可不得被改动,并且必须确保信息的统一性,包含信息的不可抵赖和真实性。对系统网络信息完备性产生阻碍的因素包括:装置故障、误码(产生、传递、存储和应用中导致的误码,定时稳定性和精确度下降而导致的误码,未经许可的改动导致的误码)、人为攻击与计算机病毒等方面。

(3)确保医院物联网传递过程中的认证性

认证性是指为了保证使用者信息源或信息自身可以被准确地辨识出来,并且确保所辨识的内容不可造假,认证包含实体认证与信息鉴别。实体认证可以确保被验证的实体是真正的实体,而第三方不能伪造被认证的实体;信息鉴别就是要保证获取的使用者可以确认所宣称的内容源头。

(4)确保医院物联网传递过程中的不可否认性

不可否认性也叫作不可抵赖性,是指医院物联网络信息系统在进行信息交流时,要保证使用者的真实同一性。也就是说,确保全部使用者均不可以抵赖或否认以前的行为和许诺,如产生、签发和获取这些信息。这种信息来源证据是为了避免发送者不承认已经发出的内容,接受者在之后不承认已收到的信息。

(5)确保医院物联网传递过程中的可用性

可用性是指在一定的前提下或一定的期限内,确保被许可的使用者能够正常工作或者利用网络上内容的能力。这是一种以网络应用业务能力为基础的可靠度标准,它是物联网络在系统组件发生故障时,能够达到应用业务需求的能力。同时包括故障率、鲁棒性与维护性等指标。故障率是指在系统正常工作时,能够承担的系统部件失效的最多数量。鲁棒性是指当系统组件发生故障时,可以达到系统性需要的能力。可维护性是指系统由操作影响状况向正常工作状况转变的能力。

(6)确保医院物联网传递过程中的隐私性

隐私性是由法律所规范的,在法律指定领域中,由特定的实体和系统负责保证个体可以运用其隐私权。在医院物联网范围内,隐私性和保密性往往是密切相关的,两者被视为具有同等的意义,同时在应用时能够相互替代。

(7)保护医院物联网传输过程中的可靠性

可靠性是指网络信息系统在特定的情况下和特定的时间内实现特定功能的特征。可靠性是系统安全性的一个基础性需求,它包含软件可靠性、硬件可靠性、人员可靠性与环境可靠性等内容。这些内容中,硬件的可靠性是最直接的,也是最普遍的;软件可靠性是指软件能够在一定时间内正常工作的概率;人员可靠性是指在一定的时间内,专业人员可以顺利地完成作业的概率;环境可靠性是指在系统运作情况下,系统网络正常工作的概率,此处的环境可分为电磁环境与自然环境。

(8)避免非法和未经许可的网络信息访问

这种安全服务的防护主要是为了约束指定的使用者身份和控制指定的网络信息访问,能够用来约束指定信息的各种访问,或者对指定信息的全部访问。访问控制是一个达成权限授予的方式,主要是为了解决通信和系统的安全问题,尤其是对于通信协议的需求非常高。实施访问的控制,不但要保证被授权使用者所运用的权利范围符合他们所享有的权利范围,而且要阻止未经许可的使用者进行非法获取;也要避免敏感信息的相互传染。

总之,医院物联网络信息安全和保密主要依托计算机、网络、密码技术与安全技术来保障医疗领域内物联网系统应用的信息传递、交流和保存的保密性、完备性、认证性、不可否认性、可用性、隐私性、可靠性和受访问控制等方面。

按照医院物联网在信息安全方面的要求,医院必须构建一个内外网络分隔系统,把医院的核心数据系统和物联网外部系统进行单独分隔,形成按照安全等级划分的区域。通过构建与个人健康卡片和省级医疗服务平台搭建的 CA 系统相互贯通的密钥管理系统,共同形成面向医院物联网的信息安全基础设施,实现对物联网各个节点的身份识别、重要数据的加密保护与完整性的检验,为非安全网络提供信息传递的安全保证。

(二)应用功能规范建设

应用功能规范建设主要从以下五方面内容展开。

1.重构以患者为中心的医疗服务提供体系

物联网的出现,将会使传统的"求医问药"医疗模式发生转变,使患者成为医疗服务的中心。在就诊前,物联网将会综合各个模块的数据,使患者能够在任意一台网络终端上进行精确的预约挂号,甚至能够在到医院之前实行远程诊断,大大方便了就诊。在就诊时,患者从进入医院起就具备了电子身份标识,在门诊就诊时能够自行实现挂号、交费、打印检查/检查单等环节;患者在医院的所有事情,包含取药、做检查等,都会被录入自己的电子病历里,由医保组织进行审核,然后利用网络从相应的患者账户里扣除医疗费用。在医院内的药物、辅料、医疗耗材等,均带有电子标签,从制造到利用整个过程,均可在网上展开追踪。就诊后,患者可以清晰地搜索到在医院内的诊疗、用药状况,从而实现了医疗活动的透明性,降低了医患信息的不对称性。患者变成了医疗活动的主体,对医疗机构、药物生产企业和其他服务提供者构成了有效的监督。

2.实现临床活动的数字化、智能化、人性化

物联网的出现,给医护人员带来了极大的方便。因为每个患者单独的身份识别码和自己的电子病历相互对应,因此,医护人员可以利用患者的 RFID 电子标签,快速掌握患者的病史、过敏史等信息,保证患者的安全,同时降低重复工作的次数。在患者入院过程中,医务人员能够通过网络采集患者的心率、血压、心电图等各项指标,24 小时监测和预警患者的情况,实时了解患者的需要,为病人提供现代化、人性化服务。医院管理者通过网络技术,对医院员工、医院库存、患者档案、机房、医疗废物等进行有效的管理,提高效率,减少成本,为制定医院发展规划给予信息支撑。

3.实现医院管理的自动化、智能化和网络化管理

每年,因为误放、失窃等因素可移动设备的损耗接近 20%;由于资产利用率

低,无法迅速地找到适当的装备,医院不得不大量储存相同的材料,或者租用更多设施,而这些设施大多处于闲置状态,或者没有得到充分利用;有些设施因为管理不善,预防性维护措施不到位,造成了过期使用或过度使用的风险。

通过物联网技术,能够对固定资产、设施展开有效的管理,提升资产、设施的使用效率,降低损耗;通过电子标签、自助设施、手机应用等手段,实现了医院后勤管理信息化,从而提升了医院管理的精准化水平;整合医疗信息平台资料,弥合医疗与非医疗管理之间的资源鸿沟,提升医院信息管理的效率性与整体性,建立一套专为患者及家属而设置的住院服务体系,通过前沿技术提供及时就诊、导医、停车、通行、消费等住院服务体系。

4.实现医院资源智能化调度与监控

医院是为患者提供医疗服务的公共场合,在各种支出中,能源消耗占了很大比重,但又很难控制。医疗事业的进步,对医疗机构的环境提出了更高的需求。医院通常使用中央空调系统取代以往的分体式空调,加上引进层流系统,导致医院对特殊气体、蒸汽的需求日益增长,每天的运行费用也随之增加。怎样在符合临床需要的基础上,减少能源消耗,节约费用,改善医疗服务质量,是医院后勤管理工作面临的一项重大挑战。物联网技术的应用,完成对水、电、气、环境设施的智能调控和能源消耗监督,采用先进的节能技术,可以减少能源消耗,提高资源利用率与工作效率。另外,通过物联网设施对医护人员、医疗设施的实时定位与监测,对医疗冷链、废弃物的监督与跟踪,还可提高工作效率与利用率。

5.建立虚拟的无边界医院,使高质量的医疗资源得到最大化利用

医院内部实现数字化、智能化之后,医院的医疗能力可以利用远程监控设施向医院之外扩展,建设没有边界的虚拟医院,创建全新的就诊方式,围绕患者建设医疗服务系统。该模式特别适合人口稀少、交通不便的山区和边远地区。

(三)医院物联网射频空间部署

物联网射频空间在医院的布局是建立在主动式 RFID 技术基础之上的射频覆盖系统,利用射频覆盖,可以对医院射频覆盖范围内的资产、人员进行持续的实时监督,并对其进行准确的定位和追踪。用户能够通过网络中的软件或程序界面接收各种传感器的实时资料,并对其位置、体征、设施状态、环境等数据内容进行追踪管理,从而增强医疗的安全性、改善工作过程、提高资产的可视度、提高使用效率和投资回报率。

RFID 射频部署在医疗环境中的应用不仅要考虑到医疗领域的应用,还需要考虑到在医院管理中的应用,需将 RFID 射频部署与一卡通的电子标签管理相结合,实现对学习与硬件的无缝集成化,减少了设施的投入费用和执行费用。

在医院应用 RFID 射频部署技术时,不但要兼顾射频设施可能对医疗器械造成的危害,在加护病房和其他相近的医疗环境中,RFID 技术也必须根据最新的国际标准展开现场电磁干扰检测。心脏起搏器、去纤颤器、透析机、输液/注射泵和换气扇都是易受影响的医疗器械。

国外的实践及试验结果表明,RDIF 装置的输出功率大,其危险事故发生率就高,其对医疗设施产生影响的范围为 6 米。

应用的 RFID 读写设施必须进行电磁兼容测试,确保其不会对医疗器械造成损害,推荐以 2.45G 频段为应用频率,并按照医疗电磁兼容检验标准(ANSIC 63.18 标准)进行测验。

三、医院物联网应用系统

(一)患者就医智能化应用系统

1.门诊就诊流程自助系统

利用健康一卡通和自助服务设施,患者能够通过自助发卡充值机实现健康一卡通自助发卡、现金充值、银行卡充值、医保费用支付,能够利用自助收款机支付各项费用,能够通过自助打印终端打印检查/检验报告、发票等。患者在就医过程中,使用健康一卡通进行身份验证,优化了医疗服务流程,增强了医疗流程的质量安全性,建立了一个统一的患者电子档案资料,便于查阅和分享患者资料。

为满足大规模医院门诊量的需要,自助综合服务系统采用自助服务设施,通过与 HIS 系统、银行卡系统等相结合,为患者提供健康一卡通的发布、充值、挂号、缴费、查阅、发票打印等服务,提高了医疗质量与效率,防止出现医疗数据反复收集,患者排队等待时间过长与资金安全受到威胁等问题。

2.门诊分诊排队系统

患者利用诊疗卡,能够展开预约挂号(包含现场、电话、网上等渠道的预约挂号),在就诊当日,患者持诊疗卡到自助挂号机报到之后,门诊分诊排队系统自动激活患者的排队信息并且根据规则放到诊室专家的队伍中候诊,根据挂号顺序排列在当天出诊专家和普通科室队列中候诊。一旦激活,智能分诊系统会在合适的时间,自主向患者的手机发送就诊信息,从而实现门诊的智能化就医提醒。

门诊分诊排队叫号系统利用患者健康卡的身份识别,在各诊疗等候区(包含各个科室、各个检查科室、药房等区域)设立排队管理工作站,智能引导患者就医,展开等候区内的呼叫控制、语音呼叫、体现同步控制及该区域排队信息管理,改善诊疗区的就诊环境。

门诊分诊排队系统会在患者自主挂号后自动采集其挂号信息(如病例号、姓名、就诊号、就诊科室、专家等)。分诊台护士工作站将患者根据就诊号排成队伍,患者到了特定的候诊区,注意综合屏幕上展示的信息与声音提醒。当医师呼叫自己的电话号码与名字的时候,将会在屏幕和对应的门诊屏幕上显示出来,并通过语音系统通知患者。患者根据指示,主动就医。

3.掌上移动就医系统

随着经济的发展和人们生活水平的不断提高,人们越来越关注身体健康。过去,患者通过就医感受、人际传递、报纸、电视等渠道获得医疗资讯,而患者与医院的沟通则多为现场交流。由于移动网络时代的来临,普通群众获取信息、进行交流的途径也发生了巨大改变。随着智能手机流行起来的通信技术与平台对医院的受众群体,尤其是城市居民、年轻人而言,早已不再是一件新鲜事,而是一种必不可少的通信工具。在他们看来,传统的联络和交流方法已经不适应繁忙的都市生活和个性化服务要求。手机软件由于使用方便、人际沟通的时效性大、消息推送的多样性、信息传递的准确性等特性,更能满足这些人群的日常生活需要和沟通途径。

医院通过移动网络技术与移动智能终端技术,构建移动化、自助化的就医服务系统,开发兼具医院全程门诊服务、移动金融支付等功能的方便就诊手机App程序,将手机终端变成医院的服务窗口,包含挂号、预约挂号、检验报告查阅、移动付费、医院信息推送等,将极大地改善患者的就诊体验。

4.数字化病房患者服务系统

通过在病区设置信息交互式终端,医院为患者提供收费查阅、营养点餐、医务提醒、健康教育、娱乐节目、医院简介、电视观看等功能,为患者搭建医患互动的交流平台及服务平台,降低医患冲突发生概率。

医院根据实际情况决定患者的收看时间,既为患者提供服务,又照顾到患者的休息时间;应强化对住院患者的健康教育,促进患者恢复。

(二)医护临床业务智能化应用系统

1.移动医疗系统

"移动医疗"是将计算机、传感器、无线通信等技术融合在一起形成的诊疗服务,用户能够随时获取和诊疗有关的服务和资源。利用"移动医师站"终端,医师能够把患者的资料从科室移到病床旁,即时查看患者的家庭病史、既往病史、各类检查、诊疗记录、药物过敏史等电子病历,并直接发布医嘱。利用移动医疗系统,能够极大地减少查房的工作压力,提高查房效率;能够随时发布医嘱,为患者赢得宝贵的治疗时间,较大地提升患者的满意程度,保证临床治疗的安全性;能够通过用药提醒和药物的禁忌说明来辅助医师制订医疗方案。

利用"流动护士站"终端,将目前存在的护士工作站扩展到病床边,对患者的信息收集流程进行改善,实现在病床边收集并录入各种医护数据;实现对整个医嘱生命周期的追踪,利用对患者身份标签、药品标签的扫描实现医嘱实施的确定与付费,对实施者和实施时间进行精确记录;使病房护理工作实现真正的无纸化,杜绝重复转抄造成的错误,使护理工作从定性管理转变为定量管理,从目标管理转变为流程管理,提高护理的质量与效率。

病房医护移动信息化的主要服务对象可划分为三种类型:医师、护士、患者。每个病房都设有病房医师工作站终端(移动医师工作站终端)。医师能够查看患者的电子病历和医嘱,护士也能够查看医师发布的医嘱,输入护理记录。

每个病房都要配备病房信息服务终端。利用病房信息服务终端,护士能够对患者进行输液监测、健康教育、实施治疗/护理活动等;患者可以在病房信息服务终端查询缴费信息、进行营养点餐、获取医疗服务提醒(如术前提示、检查/检查提示、健康提示等)。

2.病区输液监控系统

静脉输液是护理人员日常的重要工作。目前,静脉输液的监测方法主要依赖患者和陪护者的目视监测,当输液量较少时,可利用床头呼叫系统呼叫护士进行换瓶或拔针,这一传统的方法会对医疗安全造成一定的潜在威胁。并且,在输液时,护理人员要经常对输液患者进行巡查,这就导致护理人员工作量的增大。

通过红外传感、无线通信技术,监测静脉输液的滴速、输注进度,通过集中监视屏,在护士站内对输液过程进行可视的实时监测,当出现输液意外中断、输液结束时,输液监控器能够封闭滴管,并且发出警告,通知护士进行处置。提高患者输液的安全性,降低输液发生危险的概率;减少护理人员的工作负担;减轻患者或陪护者的紧张心理,尤其是在晚上输液时,能够减轻患者和陪护者的工作量,降低陪护人数,提高护理服务品质;提升患者对医护服务的满意程度。

3.无线体温侦测系统

传统的医疗体温测量是由医护人员定期到病床进行测量、记录,这样会造成两次体温测量之间形成管理空当,尤其是重症患者和感染性疾病患者,体温很容易发生异常变化。怎样在最短的时间内,准确地提供患者症状突变资料,确定患者的安全,减少医疗差错,并做好医疗预防工作,是当前医疗工作的一个研究关键点。

人体的体温是稳定的,内部温度保持在 37℃ 左右,昼夜温差范围为 ±0.5℃,人体的体温调节主要是为了使人体的体温在不同的温度条件下维持恒定。人体在感染了病毒或者产生疾病后,还能够通过调节体温来维持体内平衡。但是,随着年纪的增长和病情的恶化,体温调节会发生细微变化,从而形成一种特殊的生理或者病症曲线。

实时体温变化曲线和曲线历史记录能够帮助医师监控患者的生理状况、发展规律,为疾病的诊断提供关键依据,同时能有效地避免传染病患者和其他高危群体离开监控范围,大大提高医护人员的安全防护水平,当发生意外时迅速预防和隔离。

如果患者发生紧急情况,可以使用主动式双向 RFID 双温度检测标签上的急救按钮,将求助信息传递给医护人员。

4.门诊输液监控

门诊输液是目前医疗工作中的一个关键构成要素,由于门诊输液工作繁重、业务繁杂,稍有疏漏,就会对患者的生命安全造成威胁。门诊无线输液系统通过健康卡、条形码、移动计算、无线网络技术等,为护理人员提供对患者进行身份与药品条形码一一对应的服务,避免了医疗错误。通过无线呼叫技术,患者在求助时能获得护理人员的迅速反应,并且改善输液间的环境,降低护理人员的劳动强度和工作负担。患者身份和输液袋条形码标记的形成可以将患者的输液资料产生附属条形码的双联输液标识,从而在患者的身份和药品之间建立起独特的联系标志。

在患者输液和接瓶之前,护理人员通过物联网移动终端设施对输液患者进行身份验证,并与药品条形码进行比对,实现迅速、精确的验证。

护士实时回复患者呼叫:当患者输液完成或需要换瓶,甚至发生病情改变的时候,利用输液座椅的呼叫单元,护士能够在输液室任意一个地方通过物联网终端装置的移动接收功能,及时处理输液患者的求救信息。

5.药品分发管理系统

药物的外包装上有条形码,并且在后台进行业务和条形码信息的注册登记。在发放药物时,护士先用手持机扫描药物条形码,然后与患者手腕上的标签内容进行比对,确定手持机上的照片、姓名、病名等信息相符,才能把药物发放给患者。同时,手持机向后台信息管理中心无线发送已发布的信息进行备份存储。

6.门诊急救管理系统

针对患者人数众多、无法联系家属、危重患者等特殊情形,利用 RFID 技术的科学、有效的信息存储与验证手段,可以迅速完成患者身份的确定,了解其姓名、年龄、血型、紧急联系电话、既往病史、家属等相关信息,办理入院登记手续,从而为急诊患者赢得宝贵的救治时间。

7.新生儿监护系统

医院的新生儿管理存在很多问题,包括:怎样有效地完成婴儿标记,怎样完成婴儿与母亲间的确定标记,怎样防止婴儿被误抱,怎样防止标记被调换、丢失等。应用物联网技术和 RFID 技术,能够很好地解决上述问题。

(1)避免抱错

在日常的照护中(洗澡、喂奶、打针、早产儿特殊照顾),由护士随身携带的手持式 RFID 读卡机,分别获取母亲和婴儿身上的 RFID 母婴识别带中的资料,以保证母亲与婴儿的信息相符,避免婴儿被误抱。

(2)婴儿防盗

在婴儿出院之前,将一个固定式 RFID 读取装置放在监护病房的出入口,只有母亲和孩子的手环相互符合,门禁系统才会显示绿色标识允许通行,否则就会出现红色的禁止标志,这样可以方便保安监视新生儿的出院情况。婴儿的电子标签应具有定位管理、体温检测、紧急呼叫、防盗管理(母婴标识防摘除)、母婴匹配等功能。

(3)母婴日常护理

利用手环记录并确定当班医师每天对产妇和婴儿的日常巡视,预防和阻止漏检;实现产房日常管理标准化,改善手工记录数据与口述交接情况,使用 RFID 技术,不仅能够极大地减少护士的书写工作量,而且能迅速准确地录入病案资料,强化整理医疗的品质。

以物联网 RFID 射频识别技术为基础,为婴幼儿佩戴一种智能电子标识,该标签能够发出无线射频信号,并且不会对人体造成伤害。医院通过这种方式,可以随时监测和跟踪婴儿的位置,并且将医护人员和新生儿、母亲和新生儿捆绑在一起,使婴儿随时待在可信的人身旁。如果出现偷窃、抱错等情况,被捆绑在一起的医护人员和母亲会被迅速提醒。

8.特殊人员的定位及识别管理系统

利用为特殊患者(入院失智老年人、传染病、老年人、儿童、精神病患者)及特殊医院工作人员(保安、护理人员)戴上电子标签,并展开定位追踪,可于医院内任意地点迅速发现对象,避免患者走失,并掌握职工作状况。

如果用户出现紧急状况,佩戴主动式双向 RFID 标识的人,通过按报警键,可向监管单位发出求救信号。这样能够缩短搜寻目标对象的时间,并获得更快的反应。在没有取得授权的佩戴主动式双向 RFID 标识人员到达约束区域时,该系统会向监管单位发送警告消息,以免发生不必要的事故,提高安全管理水平。

9.手术标本送检系统

在现代医学发展过程中,医疗安全属于必然需要,标本管理对保证医院的医疗安全起着至关重要的作用。临床标本源头的真实性、精确性与患者的确诊和后续的医治具备十分紧密的联系,要想达到较高的医疗质量和诊治水平,必须有正确的标本病理报告,但标本的收集、运输、存储、验证等步骤都会对标本的真实性与精确性产生作用。所以,为了保证医疗安全,医院要将标本管理涵盖进医院的质量管理系统。

四、医院物联网感知系统及射频系统部署

医院的感知系统、射频系统等设备的设置属于医院物联网运转与数据通信的物理传输层,这一环节的构建与医院的投资及整个医院的物联网运营息息相关。

医院物联网射频系统的空间布局与 RFID,无线传感器,数据采集、传输等存在联系。这一部分的设计,不仅要医院物联网设计体现出整个医院的整体设计思想和架构,实现医疗和非医学应用的并网设计,还要兼顾 RFID 应用中的各种相同范围应用之间的相关性,以及该应用各种不同类型的传递途径,应与智能化、信息化建设相结合设计,并且需注重在医院使用无线设备的电磁干扰与兼容问题。笔者建议在医院远程使用时,运用 2.4G 有源设备,具有较低的功率和较安全的波段。UHF 标识建议在没有医疗器械的地方或使用手持机读写的医疗场所使用,避免因这种频段大概率设施对于医疗器械的干扰而造成意外。现在通常根据ANSIC63.18 标准对无线产品进行测试。

顾及医院的多种射频应用,且科学利用与 RFID 技术相结合的智能化系统的应用设备,还要兼顾医院物联网的建设,这并非一蹴而就的网络接入的布点设计,应在大规模物联网应用中,减少网络和射频设备建设成本。

例如,在医院的物联网设计中,能够利用智能系统的物联网门禁读卡设备实现对门禁的应用和多网融合的空间布局。读卡设备不仅具有门禁功能,而且能够获取 RFID 标识发送过来的人员、位置、体征和呼叫等信息,有效减少了在医院物联网建设中安装更多 RFID 读卡机的投入费用。目前,该设计已在无锡市中医院等许多医院建设中被广泛应用。

作为无线传输层的 Wi-Fi,必须重视覆盖范围的盲区,并且在系统建成后,要有第三方的检验组织对其进行测试和验收,以确保医院物联网应用和各种移动应用的全覆盖。

五、医院物联网建设及运行管理

(一)医院物联网网络构建

通信网络是总体物联网技术的核心,它由广域网(包括无线移动通信网络、卫星通信网络、互联网、公共电话网等)、局域网(包括以太网、无线局域网 WLAN、Bluetooth 等)、个人网络(包括 ZigBee、传感器网络等)构成。

传感器的网络通信技术为物联网数据提供了传输渠道,如如何增强现有的网络以适应物联网业务的需要(如低移动性等)等方面的问题,属于目前物联网研究的关键。传感器网络通信技术可划分为近距离通信和广域网络通信两种。在近距离通信领域,以 IEEE802.11、IEEE802.15 等网络规范协议为主的近距离通信技术成为现在的主要技术。在广域网络通信领域,IP 互联网、2G/3G/4G/5G 移动通信、卫星通信技术等技术实现了远程传递内容,尤其是 IPv6 作为核心的下一代互联网的发展,为各个传感器 IP 地址的分配提供了可能性,同时为传感器的发展提供了基础网前提。与传感器有关的通信技术包括蓝牙、IrDA、Wi-Fi、ZigBee、RFID、UWB、NFC 等。

1.基于瘦 AP 架构的医院无线网络

Wi-Fi(Wireless Fidelity)本质上是一种商业认证,通过 Wi-Fi 认证的产品要满足 IEEE802.11 无线网络标准,是目前使用范围最广的 WLAN 规范,使用的波段是 2.4 GHz。IEEE802.11 a/b/g 无线网路标准是由 IEEE802.11 网络标准变化而来,其最大的数据传递速率为 54 Mbps。当信号差或受到干扰时,可以将其传递速率调节到 5.5 Mbps、2 Mbps、1 Mbps,自动调节带宽能够保证网络的稳定、可靠。

Wi-Fi 类似于 Bluetooth,都是用于办公室和家中的近距离无线技术。尽管这一技术在数据安全上不如蓝牙,但其信号的覆盖区域却比蓝牙强。Wi-Fi 能够覆盖 300 英尺(大约 90 米)的区域,除了办公室,甚至能够在较小的整座建筑中应用,这对于医院无线网络的基础建设来说也是非常有用的。

AP 是 Wireless Access Point 的简称,也就是无线访问接入点。若将无线网卡看作有线网络中的以太网卡,AP 则是传统有线网络的 HUB,是现今建立小型 WLAN 最普遍的装置。AP 就像一条联结有线网络与无线网路的纽带,它的主要功能是把不同的无线网客户端连在一起,再把无线网与以太网相连。

所谓 AP,简言之,就是无线网络中的无线交换机,是移动终端用户连接有线网的接入点,大多用于家庭宽带、企业内部网络部署等方面,无线网的覆盖范围在数十米到百米,当今的主流技术是 802.11 X 方面。普通的无线 AP 还具备接入点客户端模式,即 AP 间能够实现无线连接,以此扩展无线网的覆盖面积。

传统的胖 AP 在达成 Wi-Fi 规范的时候,需要每个 AP 都要部署数字证书,这就在运行过程中造成了很多问题,随着 AP 数目的增长,数字证书的申请、安装等费用大幅增加,AP 中存储的数字证书被盗等问题凸出。瘦 AP 的出现,主要是为了实现无线网络的总体无缝覆盖,便于大范围 WLAN 的管理和维护,提供射频信号覆盖范围,同时提供用户认证、用户带宽、接入安全等方面服务。

集中管理型瘦 AP 体系结构的代表性特点是在 AP 和无线控制器中搭建一个能够跨过二或三层的有线网的传递通道,AP 通过这个通道向无线控制器传送全部与瘦 AP 相连的用户流量数据,再由无线控制器按照网络拓扑展开转送。从逻辑层面看,用户流量数据的转送是由无线控制器直接掌控的,就如同传统的有线以太网络中接入二或三层交换机的客户。瘦 AP 则仅承担传送介质的转换工作。

现在,瘦 AP 体系结构由于方便管理和可扩展性,正日益被企业和运营商普遍采用。该体系结构主要由无线控制器和 AP 组成。无线控制器以三层通道协议对多个 AP 进行管理与控制,以实现无线访问。AP 自身并不会储存配置,是在启动与执行过程中,从无线控制器中动态获取配置。

(1)较强的抗干扰性

瘦 AP 使用了高品质、低效能的 AP 设施,相较于一般的胖 AP 具有更高的系统稳定性。瘦 AP 运用了天线分集技术,通过主备双天线的途径提高了信号的接收和发送效率,即使在复杂的无线网络条件下,也可以较好地运行。

(2)较好的稳定性

从无线瘦 AP 传输速率的试验中可以看出,不管是在 802.11 a 还是 802.11 g,不管是上行还是下行,传输速率一般都能够实现 30 Mbps 以上,而使用胖 AP 的实际传输速率能取得 13 Mbps 就已经很不错了。可见,无线瘦 AP 对软件抢占带宽影响到无线网络的问题基本上可以忽略不计。

(3)支持无缝转换

无线终端在从一个 AP 转换到另一个 AP 时是要消耗时间的,一般胖 AP 消耗的时间大约为 40 秒,这是因为无线终端的 IP 地址来自各个单独的 AP;而瘦 AP 消耗的时间为 8～9 秒,真正做到了无缝转换。

(4)较高的灵活度

能够在不按照无线网络部署计划的情况下,将无线网络加在已有的有线网络中,对有线网络展开再设计与更改。也就是无线网客户所计划的 WLANJP 地址等都不需要在已有的边缘接入交换机上加以考量,而仅需在网路核心装置和无线控制器间进行布置。该方案不仅能够确保无线网络的迅速部署和实现,而且极大地减少无线网部署费用,并且不需要对已存的有线网络进行任何改动。

(5)节约安全

通过简化瘦 AP 的数据转发功能,节省了边缘 AP 设施有限的硬件资源,提高了解决 RF 干扰,无线入侵检测等问题的能力。所以,采用集中管理型瘦 AP 结构的无线网路比传统的胖 AP 网络更稳定,也更安全。

(6)集中管理

客户数据流量通过无线控制器的传输,能够利用无线控制器较强的功能实现对用户角色安全策略管理和带宽以及 QoS 管理。所以,无线控制器既是网中全部 AP 的集中管理装置,又是用户和流量的策略控制装置。

2.基于馈线式的医院无线网络

以馈线式为基础的无线网络是 WLAN 室内信号分布系统(Wireless Indoor Distribution System,WIDS),根据医疗临床信息化系统对于无线网平台的实际需求,自行研制的高稳定性、高可靠性、便于管理的无线网络覆盖规划。

对于具备复杂隔离的建筑内部空间进行无缝覆盖,以前的做法是采用多个无线接入点 AP。其一般都是分布在走廊的顶部或者墙上,各个 AP 都有较少的覆盖面积,这就是通常所说的离散式覆盖方案。尽管离散式覆盖可以实现无缝覆盖,但由于必须在通道中放置很多 AP(或者在各个房中放置一个 AP),这种方法不但不能确保有源装置正常工作,还会带来安全风险,增加系统的维护费用。此外,由于移动终端在室内环境中的移动存在许多 AP 之间的多次切换,导致带宽不稳定、数据包丢失、延迟等问题。为了解决上述问题,大量复杂软件系统被部署,从而导致总体维护费用的增加。而 WIDS 系统的出现,可以有效地解决上述问题。

(1)WIDS 系统结构

WIDS 系统主要包括如下四方面设备。

① WIDS 基站:采用一个或几个 IEEE802.11 b/IEEE802.11 g 或 IEEE802.11 a 标准无线接入点的独立信道,采用合路、双向放大等方式进行信号处理之后,通过一个信号输出口,将其输出到一组 WIDS 信号配置系统,从而使一个或几个互不相干的信道能够同时独立或共同工作。通过这种方式,WIDS 系统中的各个天线均可同时传送一个或几个彼此独立的无线局域网信号。WIDS 系统在多信道合路或单信道热备模式下运行的时候,无论哪个无线接入点发生问题,都不会停止无线网服务。

② WIDS 天线:该天线是为 WIDS 特别设计的,其具有水平双向极化特性,可提高信号系统对于走廊两侧房间的覆盖敏感程度,并能够降低楼层信号的渗透,有效地减少了楼层之间的信号干扰。此外,按照 WIDS 运行方式,WIDS 天线能够实现同时承载 2.4 GHz 与 5.8 GHz 双频段。

③ WIDS 功分器、耦合器:高性能信号功率分配器,按照 WIDS 的运行方式,WIDS 功分器、耦合器能够实现同时承载 2.4 GHz 与 5.8 GHz 双频段。

④ WIDS 干放器:高性能的双向干线信号放大器,主要是为了改善 WIDS 的信号覆盖面积和接收信号的灵敏程度,按照 WIDS 运行方式,WIDS 干放器能够实现同时承载 2.4 GHz 与 5.8 GHz 双频段。

在具体使用中,通常由多路 WIDS 构成,各路 WIDS 分别覆盖一个物理或逻辑病区,各路 WIDS 都包括一个 WIDS 基站、几个 WIDS 天线、WIDS 功分器与耦合器。WIDS 基站将一个或几个 IEEE802.11 b/g 或 IEEE802.11a 标准无线接入点的独立信道,采用合路、双向放大等方式进行信号处理之后,通过一个信号输出端传输到 WIDS 信号分布系统,从而实现一个或几个互不相干的信道能够单独或共同工作。在一路无线局域网室内信号分布系统中,移动终端运动的时候总是能够和相同的 AP 维持很好的联系,并且在运动过程中,总是能够维持较高的带宽和较低的延迟,不会出现 AP 之间转换导致的各类问题。因为 WIDS 基站的输出信号是通过非重叠信道,不存在信道干扰的问题。WIDS 室内信号分布系统,除了 WIDS 基站外,大部分是由无源设施构成的,对工作条件的要求不高,使用寿命长,不容易产生故障。WIDS 基站通常设置在条件较好的地方,如弱电井或设备室,方便对其进行集中管理与维护,保证了装置的物理安全性。

(2)基于馈线式的无线网络的特点

①信息安全性要求高。信息安全是医疗卫生事业的关键组成部分,在医疗信息化进程中,医院迫切需要安全的无线网络补充有线网络,以促进无纸化、无胶片化的发展趋势。因为无线网络中所有数据都是利用空气传递的,不能阻止非法使用者与无线网络媒介的接触,因此,对无线网络进行数据加密和用户身份验证非常关键。安全方法仅依靠无线基站的 MAC 地址过滤与静态 WEP 保护是僵化、落后、存在隐患的,目前全球最新的 WLAN 安全标准 WPA/WPA2 提出了 EAP-TTLS、PEAP、TKIP、AES 等多种崭新的安全协议,以上安全协议都需要依托无线基站与 WLAN 网络控制器共同完成。馈线式的无线网络的无线网络控制器 Ocamar WNC 是 WLAN 网络安全认证服务器和 WIDS 基站的组合,为 WLAN 的安全提供了全面的保障机制,大大保障了无线局域网的安全。WLAN 网络控制器还能够支持其余各种安全控制手段,如 Web 验证、AC 等,使无线网络更适用于医院。

②最佳无线信号覆盖(WIDS 系统的优势)。

第一,匀称的信号覆盖和稳定的带宽。

WIDS 天线阵列的安装位置及输出功率能够按照其覆盖的场所进行设计,以保证无线信号的强度与接收敏感度,实现范围内的匀称无缝覆盖,并确保覆盖范围具有持续的、稳定的带宽,这对于诸如 PACS 这样的带宽和连接稳定性要求较高的应用十分重要。

第二,零切换,零丢包,确保了系统应用的实时性。

移动终端如 Laptop.PDA,移动手推车等在相同 WIDS 覆盖范围内运动,而不会出现 AP 之间的转换,这对于实时语音、流媒体等应用非常关键。

WIDS 基站设置在配电间或其他更加安全的场所,既可以确保装置的正常工作环境与物理安全,又能在发生问题时迅速定位基站位置,减少维护周期,增强系统的管理性。

第三,减少信道干扰,降低通信时延。

802.11 b/g 仅有 3 条非重叠信道(1、6、11),WIDS 系统在各个楼层采用 2 个 2.4 GHz 非交叠信道进行覆盖,并为局域扩展的运行事先保留了第 3 个信道,以防因采用过多 AP 覆盖而造成楼层与楼道之间的信道干扰,导致大幅增加通信丢包率,提高时延,减少带宽等问题。

第四,低故障率,高可靠性,使用寿命长。

因为 WIDS 系统大多为无源装置,其工作寿命较长,不易受湿度、温度等要素影响,故障率较低。

第五,标准设施,兼容度高,易于更新和维护。

WIDS 系统全部设施均采用 IEEE 标准,兼容度高,WIDS 基站能够设置各种标准化 AP,方便进行更新和维护。

第六,较强的扩展性。

通过对 WIDS 系统进行升级,能够增加整个系统的带宽容量。提供 WIDS-1000、WIDS-2000、WIDS-3000、WIDS-6000 等一系列设备,符合不同客户对带宽、稳定性的不同要求。

第七,冗余的网络备份。

WIDS-2000、WIDS-3000、WIDS-6000 系统都具有多信道负载均衡、冗余备份、单信道热备份等作用,当其中某个 AP 或者信道发生问题的时候,不会停止无线网络服务。

第八,灵活运用。

WIDS 系统能够为多种虚拟 WLAN 网络提供支撑,各个虚拟网络能够提供各种各样的 QoS 与安全接入控制机制,以适应各种客户群体的需要,例如,访问者、内部员工,以及语音、数据、视频等各种媒体的数据安全需求等。

第九,使用最前沿的国际无线局域网安全标准 IEEE802.11 i/WPA/WPA2。

(3)支持灵活的运用模式

医院的无线网主要是为了满足医护人员的需要,是临床医疗信息化的关键补充。通过 WLAN,医院可以使医护人员更容易地实现围绕患者的医疗护理任务,这充分反映了以人为本、和谐社会的思想。现在,随着移动终端的广泛应用,很多患者和家庭成员都会随身携带笔记本电脑或者能够使用无线局域网的 PDA 与手机,倘若医院可以为患者和来访者提供无线网络,不但可以提升服务质量,还能够为医院带来更多收入,把人性化、以患者为中心的思想进一步扩展。为了保证医院的安全,通常内网和外网都是相互分离的,因此 WIDS 系统也开发了和有线网 VLAN 对应的多 BSSID 虚拟 WLAN 网络。多 BSSID 虚拟无线局域网是以同一 WIDS 物理网为基础,无须附加硬件。从客户的角度来说,各个虚拟 WLAN 网络广播单独的 BSSID 标记,就像多个无线基站同时运作。各个 BSSID 都对应不同的 WLAN、流量控制、数据优先级以及安全验证接入机制。采用 WLAN 分离,使患者访问网络与医院内部网络实现了彻底的分隔,并根据 QoS 对访问用户的数据流量和优先级进行管理与计划,保证了在不影响医院正常运转的前提下进行访问。无线网络控制器（Ocamar WNC）不仅支持新型的无线网络安全机制IEEE802.11 i/WPA/WPA2,还支持 WEB 认证,可以为医院的内部网络和外部网络提供灵活的运作模式,以满足医院高安全性需要和访问者方便利用的需要。Ocamar WNC 提供本地账户与远程用户接口功能。

（4）集中管理

WIDS 系统覆盖方式极大地降低了无线接入点的数量,减少了 WLAN 有源装置数量,安装位置也比较集中,但是在各楼层都部署了一个 WIDS 基站。

为了加强对设施的管理,实现早期问题预报,无线网络解决方案引入了无线网络管理系统（Ocamar WNMS）,实现对 WIDS 基站及其他厂商的 AP 进行集中管理。Ocamar WNMS 通过使用规范化网络管理协议 SNMP 来开展有关 WLAN 设施的参数设置、数据收集、性能分析和故障报警,从而减少了网络的维护费用,增强了网络的稳定性,其具有如下作用:①设施自动发现与分类。集中设置设备参数,包含更新和维护固件。系统运作情况监督,包括流量、信道质量、接入用户数、AP 分布等。②设施故障提醒。对系统运转状况进行历史记录,为系统瓶颈分析提供根据。

3.基于 ZigBee 的医院无线传感网络

20 世纪 70 年代后期,DARPA 首次提出了传感器网络的理念,但在 2000 年之后才开始大规模研究。以传感器、自组网为主的无线应用,其传输带宽要求不高,但要求传输延时少,功耗小,使用户具备更长的电池使用寿命长与更多的器件阵列。现在,人们急需一种适合传感器与低端、面向控制、使用便利的专门标准,ZigBee 的产生恰好解决了这个问题。ZigBee 具有通信效率高、复杂程度低、功耗小、速率低、成本少、安全性高、全数字化等优势。这些优势使 ZigBee 与无线传感器网络有机融合起来。现在,以 ZigBee 技术为基础的无线传感器网络的研发受到了广泛的重视。

（1）ZigBee 无线传感网络概述

以 ZigBee 技术为基础的无线传感器网络是物联网的关键构成要素,能够为医院提供独立的、智能的无线传感器网络。借助此无线传感器网络的基础设施,医院能够整合、扩充很多以传感技术为基础的智能应用。例如,利用传感器网络进行室内即时地位的应用,包含人员、物资的调动与管理;智能检测和调控室内指定范围的温度、湿度、烟雾、光线等。

以 ZigBee 技术为基础的无线传感器网络与已存的 Wi-Fi 高速网络相互独立,可以有效地解决由于大量传感器接入而导致对 Wi-Fi 网络覆盖要求和接入容量造成阻碍的问题。与已有的 Wi-Fi 网络相比,无线传感器网络具有功耗更低、自组网、容易扩展、灵活设置、多径传输、高可靠性等优势。

以 ZigBee 为基础的无线传感器网络是基于自组网产生并发展的技术。区别于普通的通信网络,它的工作是监测周边的环境,而非通信。其由一组具备感知、计算和通信功能的微型节点构成。该节点分布于需监测的范围内,收集温度、振动、化学浓度等特定的环境参数,并将其传输至汇聚节点进行分析。

(2)ZigBee 无线传感网络的结构

ZigBee 技术可以用不同的层次对它的架构进行量化。每一层在为更高层次的架构提供服务的同时,都承担着各自的工作,层与层之间的接口利用定义的逻辑链接来实现服务。ZigBee 的架构可划分为物理层、MAC 层、网络层、应用支持子层以及应用层。

ZigBee 协议网络架构由五个层次组成。物理层与 MAC 层使用 IEEE802.15.4 标准协议,物理层支持两种业务:利用物理层管理实体接口 PLME,支持物理数据和物理层的管理。物理层的功能是无线收发器的开启和停止,能量检验,链路质量管理,信道挑选,清除信道评估(CCA)和利用物理媒体传输和接收数据包。MAC 层也可以支持两种业务:利用 MAC 层管理实体服务接入点,支持 MAC 层数据和实体管理。MAC 具有信标管理、信道接入、时隙管理、发送确认等功能,并且能够为适用于应用的安全机制提供途径。ZigBee 技术的网络层具有 LR-WPAN 网的组网连接、数据管理和网络安全等功能。应用层的架构是为 ZigBee 技术的具体使用提供架构模型。

采用 ZigBee 技术构成的无线个人网是低速率的无线个人区域网,无线区域网通常包含 PAN 网络协调器、路由器和终端设备三个不同类别的设施。它能够将 PAN 网络协调器当作 PAN 的一个网关节点,是构建网络的初始点,具备 PAN 的初始化,决定 PAN 的 ID 号与 PAN 操作的物理通道,并对短地址进行统一配置的功能。在接入网络后,路由器会得到指定的短地址空间,在此空间里,它具有让其他节点进入网络中,并进行地址配置的功能。PAN 协调器与路由器循环发送信标帧,PAN 协调器必须是全功能设备(RFO)。作为总体网络中的叶子节点,终端设备仅可以和父节点进行通信,不具有添加其他节点的功能。终端结点可以是全功能设备,还可以是简化功能设备(FFO)。

ZigBee 自组网的意思是 ZigBee 相互之间处于网络模块通信区域中,通过互相搜索,能够迅速地建立起一个相互联通的 ZigBee 网状网络。同时,网络间的相互连接也因为节点的运动而改变。此外,模块还能够通过重新搜索通信目标、确认相互之间的联络来更新原来的网络。

网状网通信实质上是多信道通信,但在具体应用场合中,因为各种各样的因素,通常无法确保所有无线信道都自始至终保持顺畅。可以将其比喻成道路,由于车祸、道路维修等原因,个别道路交通的一时中止,而在这个时候,因为城市内有很多条道路,所以车辆(也就是控制数据)仍旧能够从其他道路上开到目标地点。这对于工业现场的控制来说是十分关键的。

以 ZigBee 自组织网为基础的数据传送路径并非事先设置好的,而是在数据发送之前,首先在网络上寻找到全部可用的路径,并对这些路径位置关系和距离进行分析,之后选取其中的一个路径展开数据传送,直至将数据传送至指定地点。在具体的工业现场,事先选定的传输路线会在任何时候发生改变,或是由于各种各样的因素而使路线中止,或是由于业务太忙而无法按时展开传输。采用动态路由与网格拓扑有机融合,能够有效地处理此问题,确保数据的可靠传递。

4.以 ZigBee 技术为基础的医院无线传感网的系统构成

(1)Knet 传感器网络管理平台

Knet 网络是一种企业级别的无线传感器网络。为确保网络安全、稳定的工作,方便网络管理,技术人员设计了一套图形化的网络管理系统,以便服务于传感器网络节点设置、节点管理、网络监测、网络安全等方面。

(2)网络汇聚器

网络汇集器的主要功能是对各个楼层的全部网络接收机、传感器节点和 Exciter 的运动进行掌控,并实现无线传感器网络汇集到建筑内部局域网,同时具有网关的作用。

(3)网络接收器

网络接收器的主要功能是通过接受各种传感器传输的传感数据,同时和汇聚器进行交互,从而达到数据汇集的目的;通过分布式、自组织的途径,加入总体系统的组网、路由、数据转发等过程中。

通过 Ack Hoc 的途径,网络接收器可以实现 mesh 途径组网,当某个节点出现故障或损坏的时候,网络能够利用自身的自行愈合能力进行修理复原;同样地,某个节点的加入和删除也是十分灵活、便捷的,具有很高的网络可靠性。

(4) Exciter 触发器

Exciter 是系统中关键的辅助设备之一,它能够使系统的安全性和可靠性得到极大改善,能够支持传感节点的网络漫游,并帮助定位传感节点,提高准确率。采取楼层覆盖、楼层汇聚、中心引擎计算等途径展开设置。

倘若用于特定方面,如儿童防盗等,则要注意标识不小心被人为遮挡等问题。所以,必须在室内提高 Exciter 的部署数量。

(5) ZigBee 自组网的特征和优点

①低功率:2 节 5 号干电池,在低耗能待机状态下,能够支撑一个节点运作 6～24 个月,乃至更长时间。这就是 ZigBee 十分显著的优点。对比之下,Bluetooth 可以持续运转几个星期,Wi-Fi 只能持续几个小时。

②低成本:由于协议的大规模简化(小于蓝牙的 1/10),减小了对通信控制器的条件要求,根据预测,采用 8051 的 8 位微控制器进行计算,全功能主节点所需的代码为 32 KB,子功能节点仅需 4 KB 代码,ZigBee 的协议专利是免费的。一片芯片需要花费 2 美元左右。

③长距离:传送范围通常为 10～100 米,随着 RF 发射功率的提高,还能够提高到 1～3000 米,是指相邻的节点之间的间距。倘若采用路由与节点之间的通信接力,传送距离会更长。

④短延迟:ZigBee 具有快速的反应能力,通常能够在 15 秒内由睡眠转为运行状态,而节点接入网络仅需 30 秒,大大节约了能源。对比之下,蓝牙需 3～10 秒,Wi-Fi 则需 3 秒。

⑤大容量:ZigBee 能够采取星状、片状、网格状的网络架构,一个主节点最多管理 254 个子节点,并且,主节点还能够被上层的网络节点所管理,最大能够构成包含 65000 个节点的网络。

⑥高安全性:ZigBee 提供三级安全模式,其中包含无安全设置,采用接入控制清单(ACL),用来阻止非法访问信息;为了能够灵活确认其安全性质,使用了高级加密标准(AES128)的对称密码。

⑦无执照频段:使用直接序列扩频,工业科学医疗(ISM)频段为 2.4 GHz(全球)。

5.基于 Bluetooth 的医院无线网络

蓝牙技术(Bluetooth)是一种新兴的技术。其首要目标是在全球范围内构建一个短距离的无线通信标准。它采用 2.4～2.5 GHz 的 ISM (Industrial Scientific Medical)频段进行语音与数据的传输。它采用完善、有效、科学的无线技术,取代了传统的电缆,降低了无线接口的成本与功耗,使得例如计算机系统、家庭影院系统、无绳电话系统、通信设备等全部的固定与移动设施,都能通过个人局域网(Person Area Network,PAN)联系在一起,进行彼此通信,以达到资源的共享。简单来说,Bluetooth 可以实现在各种电子产品间进行短距离的无线通信,这类通信无须线缆,也无须使用者采取人工干预;当一款安有蓝牙技术的装置发现其他也安有蓝牙技术的装置时,就会自动进行同步,从而形成一种特殊的无线网络(Ad-hoc),彼此之间通信,实现资源的相互分享。

蓝牙协议栈的架构可划分为三个主要部分,分别为:底层硬件模块、中间协议层、高端应用层。

(1)底层硬件模块

底层硬件模块是蓝牙技术中的关键部分,蓝牙技术中所包含的每一个装置都必须具备底层模块。其构成要素可以分为链路管理层(Link Manager Protocol, LMP)、基带层(Base Band, BB)以及射频(Radio Frequency, RF)。其主要功能有:无线接入层(RF)通过 2.4 GHz 不需要申请的 ISM 波段来完成数据的过滤与传递,其主要定义了在该波段运行的蓝牙接收器必须符合的条件;基带层(BB)提供了两类不同的物理链路,分别是面向连接的同步链路(Synchronous Connection Oriented, SCO)和异步无连接链路(Asynchronous Connection Less, ACL),它承担跳频、蓝牙数据和信息帧的传递,并为各种类型的数据包提供了不同级别的前向纠错码(Frequency Error Correction, PEF)与循环冗余度差错校验(Cyclic Redundancy Check, CRC);LMP 层承担构建和拆卸两个或以上的设备链路及链路的安全与控制的任务,如鉴权与加密、控制与协商基带包大小等,为上层的软件模块提供了多种访问入口。蓝牙主机控制器接口(Host Controller Interface, HCI)主要包括基带控制器、连接管理器、控制和事件寄存器等设备。它是蓝牙协议中软、硬件间的接口,它为调用底层的 BB、LM、状态、控制寄存器等硬件提供了一个统一的指令,上下两个模块接口间的信息与数据必须经过 HCI 层的解释才可以运转。HCI 层之上的协议软件实体在主机上运转,HCI 以下部分由 Bluetooth 装置来实现,两者利用传输层展开交互。

(2)中间协议层

中间协议层的构成要素主要分为逻辑链路控制与适配协议(Logical Link Control and Adaptation Protocol, L2CAP)、服务发现协议(Service Discovery Protocol, SDP)、串口仿真协议或称线缆替换协议(RFCOMM)和二进制电话控制协议(Telephony Controlprotocol Spectocol, TCS)。L2CAP 是蓝牙协议栈的关键构成内容,它为其他协议的实施奠定了基础。它处于基带上,为上层提供了面向连接和无连接的数据服务。其主要任务是拆装数据、控制服务质量、复用协议、分组分割与重新组合(segmentation and reassembly)以及组提取等方面。L2CAP 能够支持 64 KB 的数据分组,SDP 是一种以客户端/服务器结构为基础的协议。它在 L2CAP 层之上运行,为上层的应用程序提供了一个机制,能够用来找到可用的服务及其属性,其中服务属性包含服务的种类和服务需要的机制或者协议信息。RFCOMM 是一种仿真有线链路的无线数据仿真协议,遵守 ETSI 标准的 TS07.10 串口仿真协议。通过对蓝牙基带上仿真 RS-232 的控制与数据信号,实现了对原有采用串行连通的上层服务的传输。

TCS 是在 ITU-TQ.931 建议基础上提出的一种面向比特的协议,该协议定义了主要功能为构建蓝牙装置间的语音和数据呼叫的控制信息(call control signaling),并承担处置蓝牙装置组移动管理过程的功能。

(3)高端应用层

高端应用层处于蓝牙协议栈的顶端。一套完整的蓝牙协议栈根据功能可分为四层:核心协议层(BB,LMP,L2CAP、SDP)、线缆替换协议层(RFCOMM)、电话控制协议层(TCSBIN)、选用协议层(PPP、TCP/IP、UDP、OBEX、IRMC、WAP、WAE)。而高端应用层则是由选用协议层构成的。选用协议层中的 PPP(Point-to-Point Protocol)属于点到点协议,其主要构成要素包括封装、链路控制协议和网络控制协议,它定义了串行点到点链路应该怎样传递互联网协议数据,它的主要功能为局域网接入、拨号网络和传真等应用标准。传输控制协议/网络层协议(TCP/IP)、用户数据报协议(User Datagram Protocol,UDP)是目前已经存在的协议,它们定义了互联网与网络有关的通信及其他种类计算机装置和外围装置间的通信。蓝牙利用或分享现存的协议来与互联网上连接的设备进行通信,这不但能够提升效率,还能在某种意义上确保蓝牙技术与其他通信技术的互操作性。OBEX(Object Exchange Protocol)是一种支持在设备之间进行数据交换的对象交换协议,通过客户端/服务器方式实现了和超文本传输协议(HTTP)一致的基本功能。作为开放性标准,此协议还定义了能够用来进行交换的电子商务卡、个人日程表、消息和便条等方面的格式。WAP(Wireless Application Protocol)是一种旨在在数字蜂窝电话及其他小型无线装置上提供互联网服务的无线应用协议。它能够为移动电话浏览网页,收取电子邮件,以及其他以互联网为基础的协议提高支撑。无线应用环境(Wireless Application Environment,WAE)能够为 WAP 电话和个人数字助理(Personal Digital Assistant,PDA)提供所需要的各类应用软件。

(4)蓝牙网络的特征与优点

①无线性。它能够很容易地在不同的设备间进行无缝无线网络连接。

②全球性。Bluetooth 在国际通用的 2.4 GHz ISM 频段内工作。

③互操作性。只要经过 SIG 的认证,并且遵守了 Bluetooth 标准,就可以很容易地在全部蓝牙设备中进行互操作和资源分享。

④抗干扰能力强,稳定性好。采用蓝牙技术专门采用了快速验证和跳频技术,保证了链路的稳定性,蓝牙跳频频率数为 79 跳频点/MHz,跳频数率 1600 次/秒,具备跳频快、数据包短、抗干扰能力强等特征。

⑤可移植性好。它能够在 WAP、GSM、DECT 等各种通信场合中广泛使用,在加入身份认证后,能够灵活地漫游。

⑥功率消耗小。对人体伤害小。

⑦高融合性。蓝牙利用匹克网、散射网、虎克网等多种网络架构,其动态能力和自组织能力都非常好。通过使用蓝牙器件群,能够轻松灵活地搜索、联系和获得服务。

(二)医院物联网多网络融合

近年来,通信技术发展的速度十分强劲,不断出现的各种无线通信系统可以为医院提供各种异构的网络环境,如 Bluetooth 等无线个域网、Wi-Fi 等无线局域网、MAN 等无线城域网、2G/3G/4G/5G 等公共移动通信网、卫星网络、Ad-Hoc 网络、无线传感器网络等。虽然这些无线网络给予用户各种各样的通信途径、连接方法以及随时随地的连接服务,要做到真正的自组织、自适应,同时完成符合端到端服务质量(QoS)标准的服务,必须全面发挥各种网络之间的互补特征,以达到异构无线网络技术"多网融合"的目的。

医院物联网的"多网融合",即医院局域网、外部城域网和物联传感个域网彼此包含、相互兼容,逐渐聚集形成一个统一的信息通信网络。"多网融合"的目的是使网络资源共享,防止低层次的反复建设,搭建适应性强、维护简单、成本低的基础平台。多网融合,从多个层面与视角进行分析,包括技术融合、业务融合、行业融合、终端融合和网络融合。

异构网络融合是未来物联网发展的必然方向。在异构网络融合结构中,一个必须思考和解决的重要问题就是:如何使所有用户随时随地都可能获得符合服务质量(QoS)要求的服务。在异构网络中,满足服务质量要求的核心技术研究,不管是对异构网络资源的最优化,还是对接入网络间协作模式的设计,都具有十分重要的意义。当前的研究重点都放在资源管理算法层面,包括:呼叫接入控制(CAC)、垂直切换、异构资源配置、网络选取等。传统的移动通信网络资源管理算法得到了普遍的研究并且获得了大量成果,但在异构网络融合系统中,资源管理因为各个网络的异构性、用户的移动性、资源和用户需要的多样性与不确定性,都对医院物联网建设提出了更进一步的要求。

医院物联网"多网融合"建设是指在现存的多个异构网络中,实现多协议融合、数据融合、数据存储和数据安全等多个方面的网络融合技术。

1.多协议融合

物联网的建设,就是实现"物"和"物"之间可以"智慧"地沟通,而这个沟通的过程,就像人类语言的产生过程一样,必须设计相应的准则,这类准则即"通信协议"。物联网是由互联网、传感网等多种异构网络组合而成的,各个网络之间分别存在着相沿成习的通信协议,即各种各样的"语言",那么,怎样才能将两个位于异构网络内的物体连接起来,进行数据交换呢? 这就需要一名"语言翻译",而这个"语言翻译"就是由物联网网关来担任的。

网关(Gateway)也被叫作网间连接器、协议转换器,它是在传输层上来进行网络相互联通,属于最复杂的实现两种高层协议各种网络互相联通的网络互联设备。网关是一种计算机系统或装置,承担着转换的作用。在采用不同的通信协议、数据格式、语言,甚至是两种截然不同架构系统的情况下,网关就是翻译机器。与简要地传递信息的网桥相比,网关将接收的内容进行再次打包,来满足目标系统的需要。另外,网关还具有过滤与安全作用。

物联网设备在接入控制和数据交互时,需要采用许多接入协议和数据传递协议,所以,物联网网关作为通信的纽带,需要整合各种不一样的通信协议,如互联网的 TCP/IP 协议、传感网的 ZigBee 协议、RFID 协议、M2M 协议等。

可以说,各种异构网络协议的物联网网关属于医院物联网建设中不可或缺的重要组成部分。

2.数据融合

随着网络中数据量的迅速增加,传统的网元内部分别对用户数据进行存储、管理,已不能满足网络发展的需求。由于数据的分散,垃圾数据很难清除,从而对确保数据的一致性和保护数据的安全性产生阻碍,缺少有效的数据挖掘分析方法;由于数据存储网元的外部接口不同,数据访问接口较为复杂,接口和业务紧耦合度不高,数据传输不透明,为新业务迅速、高效地开展带来阻碍,用户的数据管理问题越来越突出。

因此,建立一个统一的用户数据模型定义,就是对一个用户在各个网元中散落的数据进行整合,将 ID 设定为基础标志,根据统一的数据结构进行管理,从而使其变成全部网络中仅有的用户数据来源。在物理层面,统一数据模型被储存于一个仅存的数据储存网元,也就是中心数据库(CDB)中,此中心数据库保存相同的数据模型,使数据的一致性、可靠性、安全性都有所保障,支持和业务及数据没有联系的开放接口,并为其他数据检索网元提供了数据获取服务。

数据融合架构由应用层和数据库层组成。应用层完成各种业务应用逻辑的处理,比如 HLR、AAA、SCP 等网元的业务处理,而不用感知数据的组织方式和存储方式,满足业务和数据松散耦合;数据库层完成数据的存储和管理。

Ud 接口是处于应用层和数据库层间的开放接口,如 LDAP 接口,它可以支持访问数据。该接口独立于实际数据结构,符合融合中心数据库业务、数据松散耦合、数据访问接口开放等特征需求。由于应用层与数据库层间的接口是开放式的,两个层次的设施都可以使用不同厂商的设施,这样的数据库结构具有特别强大的组网适应性。

应用层和数据库层包括多个节点,它们在地理层面能够分散于 IP 网络中的任意位置。由于数据库层各节点之间的数据是全面同步的,该分布式体系结构具备固有的地理容灾能力,使总体系统的可靠性得到了提高。

数据库层可划分为两方面,即资源管理和数据管理。其中,资源管理方面包含物理设施和数据存储管理模块,为数据的保存提供资源支撑。

为了实现多网元内用户数据的有机结合和统一管理,需要处理好用户数据的组织问题。采用目录信息树(Directory Information Tree,DIT)的途径进行数据组织,可以有效地对用户数据进行管理。

目录信息树上的叶子节点是利用对象类(Object Class)定义节点的数据种类,实际数据是一个对象类的实例,一个实例包含多种属性。

通过构建统一的用户数据模型,根据用户对数据进行组织,可以将原本分布在多个网元中的用户数据有效地整合到一株"子树"下,并利用统一的 UID 对相同的用户原本分布在其他网元内的用户数据进行访问,以此实现对用户数据的有机结合与统一管理。

3.地址分配

物联网多样化的应用和大规模的网络节点,为"智慧医疗"提供了巨大的发展空间,但同时面临着极大的挑战。在物联网领域,产品需要具有四大特征:可识别性、可感知性、可定位性和可控制性。这四大特征决定了物联网对地址资源的独特需求:第一,物联网要求地址资源具有海量性特征。物联网中的物品多到上万亿,各个物品都需要相互联通,相互联通的过程中需要网络地址确定位置,这样,所需要的地址也会达到万亿。第二,物联网要求地址资源具有移动性特征。在物联网中,联网物品的物理位置在任何时候都可能发生变化,如物流业的商品、邮政业的邮件等,这就需要物联网内的物体网络地址必须进行对应的动态配置,并且不会因物理位置的变化而导致其网络地址失效。第三,物联网要求地址资源具有安全性特征。物联网的安全性要求要大于互联网,其中包含物体信息由来的可靠性要求、整体性要求与保密性要求。

物联网是一个由许多节点相连组成的网络,节点之间的通信不可避免地会关系到寻址问题。IP地址是码元地址资源,是物联网建设的基本战略资源。建设物联网,不但要具备传感器、电子标签,还要有足够的IP地址,这是最基础的战略需求,缺少IP地址的支持,就无法实现物与物的相连和交互,也不能实现物与人之间的相连与交互。

(1)IPv6的优点是解决物联网"地址缺乏"瓶颈

当前,IPv4技术在互联网中得到了普遍应用,但其最突出的问题是网络地址资源的局限性。随着世界范围内的计算机网络不断发展,IPv4地址资源逐渐枯竭,成为物联网应用与发展的阻碍。

为了扩展网络地址空间,IPv6作为下一个版本的互联网协议被提出。IPv6的地址长度为128位,地址最多能够达到2的128次方。根据保守的办法来估计IPv6的实际可用IP地址,在全球范围内,每平方米可以配置10000余个IP地址。

相比而言,IPv6具有如下八方面优点。

①IPv6的地址空间较大。IPv4中的IP地址长度是32位,最高地址数目是232;IPv6中的IP地址长度是128位,也就是最高地址数目是2位。IPv6的地址空间比32位地址空间多出232个。

②IPv6采用了较小的路由表。IPv6的地址配置从开始就采用了聚类(aggregation)的原理,这么做允许路由器可以在路由表内以一条记录(entry)来代表一片子网,从而有效地降低了路由器内路由表的长度,从而加快了路由器的数据包传输速度。

③IPv6提高了对于增强的组播(multicast)的支持和对流(flow control)的支持,为多媒体技术在网络中的应用提供了巨大的发展空间,并给予QoS控制一个适合的网络平台。

④IPv6增添了自动配置(auto configuration)的支持,是DHCP协议的一种优化和扩充,能够使网络(特别是LAN)的管理变得更为便利、快速。

⑤IPv6的安全性能较好。在IPv6网络中,用户能够对网络层的数据展开加密以及对IP报文展开验证。IPv6的加密和识别功能保证了分组的秘密性和整

体性,使网络安全得到了显著提高。

⑥容许扩展。IPv6 允许协议扩展,来满足新技术和新应用的扩展需要。

⑦较完善的头部格式。IPv6 采用了选项与基础头部相分离的全新头部格式,必要时能够在基础头部和上层数据间插入选项。由于大部分选项都不需要经过路由挑选,它可以简化并加快路由挑选的进程。

⑧新增选项。IPv6 提供了一些新的选项以发挥附属的作用。

(2)构建具备可管理、可持续发展的 IPv6 地址科学规划策略

尽管 IPv6 地址具有很大的空间,但是由于其不合理的发展会造成 IPv6 地址资源的浪费,在 IPv6 早期阶段必须进行合理的计划,以节省地址空间,尽可能地延长 IPv6 的使用寿命。

医院物联网的地址配置需要符合以下两个原则,按照具体状况采取适合的配置方案。

①由于网络规模的扩展和用户的增加,在配置地址的时候应考虑到未来的地址分配问题,要为未来留足地址空间以便完成地址聚合,尽可能地按照 100% 或者 300% 的预留比例分配地址。在此基础上,对具有较高地址需求量的用户与普通用户进行划分,并针对这些用户设置不同的地址池,即按照预留比例为各种地址前缀预留地址。

②地址的配置要综合考虑业务类型的特点。IPv6 地址可划分为三部分:全球路由前缀、子网标识和 64 位接口标识。对于除了由国际地址配置组织(如 ICANN、APNIC 等)配置的前缀外,其他地址比特位(前缀到 65 比特之前)可由计划机构、互联网运营商自己划分,并且确定相应的意义。按照本地网客户的业务类型,由客户网络的边缘设施进行子网划定、业务标志注册和策略配置,并按照终端客户业务种类来分配对应的 IPv6 地址。按照使用者的不同接入途径设定使用者的标记信息,如有需要,能够进行使用者身份识别。

4.医院物联网网络安全性

物联网与互联网之间是紧密相连、相互促进的。互联网由于优先级管理的特点决定了它对安全、可信、可控、可管均不存在需要,而物联网在实时性、安全可信性、资源保障性等层面却具有较高的需求。

为了保证物联网的安全性,在网络安全保护方面能够使用防火墙技术、病毒防护技术等传统的安全保护方式,并且根据物联网特别的安全需要,在当前情况下,能够通过以下安全机制来保护物联网的网络安全。

(1)加密机制与密钥管理

加密是安全的基础,是完成感知内容隐私保障的一种方式,它能够保证物联网对于保密性的安全需要,但是,因为在传感器节点的能量、计算能力和存储空间等方面都具有很大的局限性,需要采取轻量级的加密算法。

(2)感知层鉴别机制

该机制主要用来验证交换过程的合法性、有效性与交换信息的真实性,涉及网络内部节点间的识别、感知节点对于用户的识别和感知层信息的识别等方面。

(3)安全路由机制

当网络遭到入侵或危险时,该机制能够发挥保护作用,还能够准确地发觉、建立和维护路由,并有效地处理网络融合的抗攻击问题,涉及数据保密与识别机制、数据完整性与新鲜性验证机制、设备与身份识别机制、路由信息广播识别机制等方面。

(4)访问控制机制

主要是界定合法用户在物联网系统资源方面所具有的权限,以避免非法用户的进入及合法用户获取超出权限以外的资源,为了维护系统的安全运转,保护系统信息,必须采取关键技术措施,涉及自主访问机制和强制访问机制等。

(5)安全数据融合机制

主要是为了确保信息的保密性、信息传递的安全性及信息集合的精确性,采取加密、安全路由、融合算法设计、节点间交互证明、节点采集信息抽样、采集信息签名等措施来达成。

(6)容侵容错机制

容侵是指当网络受到恶意攻击时,仍旧可以正常工作;容错是指系统即使出现了问题,也不会失去作用,仍旧可以正常运转。容侵容错机制的重点是针对行为异常节点和外部入侵节点等安全问题进行有效保护。

第三章
医务、医政及运营管理流程

第一节 抗生素管理流程

一、业务场景介绍

抗生素是一种能够抑制其他生化细胞生长的化学成分,它是包含细菌、真菌、放线菌属在内的微生物在生命活动中所形成的具有抗病原体或其他活性的一类次级代谢物。可以说,抗生素的发明和使用,是医学的一场巨大变革,使人类拥有了足以对抗死神的强大武器,因为细菌感染是导致人类死亡的重要原因之一。抗生素的临床使用有严格的要求。当前,临床医师尤其是基层医务人员,在实际工作中滥用抗生素现象尤为突出。中国是全球抗生素滥用情况最严重的国家之一,细菌耐药性问题不容忽视。目前,临床上发现部分细菌对某些药物的抗性已经达到了全球顶尖。业内人士认为,中国人很有可能因此面临严重的问题,最先走入"后抗生素时代",也就是回到了没有抗生素的年代,这无疑是一个巨大的灾难。因此,对抗生素的应用进行标准化限制,降低和抑制细菌的传播和变异,是医疗领域面临的严峻挑战。

二、多种流程描述

通过对收集的各个医院对抗生素的流程管理进行分析比对,笔者总结出以下四种途径。

第一,对抗生素进行分级管理,将不同效果的抗生素严格分为多个级别,可以更加精确地通过账号权限来对其进行管理。

第二,对不同职称的医师进行权限分级,按照医师级别分配抗生素的使用级别,同时还实行用药审批制度,对于特殊类抗生素的使用,系统要对每个级别的医师进行权限审核,判断其开具的是否是权限范围之内的药物,对于越级的情况,需要通过上级医师的审批才能下达相应医嘱。医师同时开具特殊级抗生素,需通过专家审核表审核,审核通过才能由护士执行医嘱。

第三,在正常使用权限之外,还需要监管部门对抗生素的使用情况进行监督,定期或不定期地对用量进行抽查统计,对于长期用量排名靠前的医师提出警告和限制,情节严重者应取消其处方权。

第四,制定 DDD 考核标准,超出使用标准的科室由院感、医务、药学来督导。

三、流程优缺点分析

虽然各家医院的框架大体一致,但是在一些细节方面仍然存在区别:首先,在抗生素的分级方面,各家医院都有自己的分类方式,有的将所有抗生素归为限制级,只对其限制程度进行分级;有的开放了部分抗生素的限制权限。就长期发展来说,只应对一些关键药物进行控制,其余情况应该由医师自行判断是否使用,最大限度地开放给医师自由权限。但目前基层医师过度依赖抗生素,只能通过系统强行控制,避免药物滥用。所以各家医院的重点应该放在对医师的培训与资质审核上,仅靠系统控制、监管部门的惩罚措施,并不能达到治本的目的,这也是整个管理流程的难点及关键点所在。只有解决了这个问题,才能从根本上避免抗生素滥用现象。

其次,在实际治疗过程中,当系统判断出医师开出了特殊级抗生素,是应该先进行专家会诊再通过医嘱并执行还是先通过医嘱再进行专家会诊。从流程的合理性来说,应该先进行会诊之后再提交医嘱,避免因会诊未通过而需要再次撤销医嘱,也能避免因此而产生一些数据错误。

四、推荐流程

整个抗生素管理流程中的重点可分为三个方面:抗生素分级、医师权限管理、行政监督。笔者将几家医院的流程进行整合、分析后,对其进行了部分完善,最后提出以下观点。

(一)抗生素分级

1.分级原则

第一,"非限制用药",也就是首选药物、一线药物。具有良好的效果、较小的不良反应、较强的细菌耐药性、物美价廉的抗生素,临床各级医师能够按照需求选择使用。

第二,"限制使用"药物,也就是次选药物、二线药物。有效但价格高,或者药物的不良反应和细菌的耐药性有一定限制的药物,选用时要阐明原因,同时必须在主治医师或级别更高的医师签字同意下才能选用。

第三,"特殊使用药物",也就是三线用药。效果好,但价格高,对于特别耐药菌或新上市的抗生素,其有效性和安全性等临床数据不多,或临床上需要特别注意防止细菌快速产生耐药性的药物,选用时必须有严谨的指征或明确根据,要经过有关专家会诊或本科主任同意,其处方要在副主任、主任医师签字确认下才能选用。

第四,建立抗生素分类管理目录,医院按照指导原则和卫办医发布的有关要求进行建立,将所有抗生素药品都包括在内,在引进新药时,必须标明其分级管理级别。

第五,要有规划地安排同类或同代的抗生素交替运用,具体由药剂部门负责执行。

2.使用原则

严格使用指针,坚持合理用药,分级使用,严禁滥用。

3.具体使用方式

第一,所有医师都可以按照患者的情况选择使用一线抗生素。

第二,二线抗生素要按照患者的情况,须经主治及以上医师签字才能选用。

第三,三线抗生素要严格把握指针,经有关专家共同商议,由主任、副主任医师签字确认后才能选用。在紧急状况下,如果没有经过会诊讨论,或者需要越级选用,处方量不能超出 1 天,并且要有相应的病历记录。

第四,可以在以下条件下直接选用二线或更高等级的抗生素。①重度感染的患者:包含重症细菌感染、一线药物过敏或具备耐药性的患者、器官穿孔的患者。②免疫系统弱的患者伴发感染。

(二)医师权限管理

第一,通过对具备药学专业技术职称的药学技术人员开展抗生素有关知识的培训,考试通过后,由医务科批准其抗生素处方调剂资格。

第二,医务处将批准或不批准抗生素调剂资格的药师采用文件的形式传达到各科室,并且要求药剂科根据是否具备抗生素调剂资格进行工作安排。

(三)行政监管

第一,医院按期进行行政总查房督查处方、医嘱权限管理,实现对处方与医嘱结果随机抽查的签发医师和授权管理名单相互对应,并对违反规定越级选用抗生素的医师展开通报批评,并根据相关规定进行相应的惩罚。

第二,要求药剂科促进药品调剂工作模式标准化,对没有遵守规定审核抗生素处方、调剂、用药交代或者对于问题处方没有采取有效干预措施的药师,需要开展教育培训、批评等活动,并且对于存在的问题开展科室内业务学习,进一步强化处方质量与药物临床使用管理,严格遵循规定审核调剂处方,促进医师药物选用标准化,贯彻落实长期质量完善举措。

五、未来展望

据我国有关部门提供的资料显示,抗生素极容易使患者产生不良反应,平均90个人中就有30个人出现不良反应。从世界范围来看,抗生素产生的不良反应可以和所有其他药物产生的不良反应相"媲美"。如何合理应用抗生素已经成为医学界的难题。结合医院过去的管理实践和医务人员的基本理论成果,对医院的抗生素管理模式进行持续优化。首先,明确指定药品管理的基本原则,促进药品管理工作的科学化,并制定相关的抗生素管理制度。其次,要在管理手段方面进行改革,包括实行临床药师查房制度、部门联合制等,以彻底根除抗生素滥用导致的负面作用。

第二节 感染上报流程

一、业务场景介绍

按照《医院感染爆发报告及处置管理规范》的规定,要将感染监控信息报告的质量作为医疗质量管理考核体系的一部分,以保证医院感染监控报告的及时、有效。在信息系统构建方面,要继续改进感染监控系统流程和基本设备,以强化医院感染监控工作的效率。根据医院的具体感染防控工作,医院定期分析并及时监控医院感染爆发情况与信息。同时,为有效开展院感上报、预警及耐药处理等工作,制定一系列行之有效的工作流程,并通过信息化手段在医院日常工作中实践并不断完善是非常有必要的。

二、多种流程描述

(一)上报流程

感染上报是现阶段最主要的流程之一,是临床医护人员对日常工作中随时出现的感染情况进行上报。以手术间及查房过程中出现的异常情况居多。该流程需处理具有不确定性、不可控性等特点的情况。医护人员自身受到感染或发现患者已经存在感染现象,这时通过系统上报,判断上报内容是否属于感染范畴,上报人需要提供具体的感染部位、时间、科室或者标本。医院感染控制中心在接到上报后会对该次上报进行再次判断并审核,确认上报内容最终完成上报。

(二)预警流程

通过对症状体征、检验报告、重点目标感染病历展开监控与预报、随时介入与控制,医院实现对医院感染病例的各个流程、各个方面进行管理。

感染控制的工作人员无须每天都到病房检查患者病历,如果有病房患者的发热人数超出预警线,监控系统会立刻获取信息,并在工作人员的计算机上显示警报提示。接收到提示的工作人员通过监控系统对病例资料进行搜集,并进行快速反应,做到自动监测、实时预警,掐灭医院感染大爆发的火苗。例如,系统在接收信息过程中发现超标数值,会对其进行计算,然后将结果上报感控中心进行审核,以完成或者排除此次预警。

(三)多重耐药流程

多重耐药细菌感染是造成患者住院时间增加、医疗成本提高、患者死亡的主要因素。对多重耐药细菌感染或定植高危的患者,医院要及时展开监控,收集相关样本送检并跟踪结果,做到迅速发现,早期诊断多重耐药细菌感染的患者,对多重耐药感染的患者要及时上报医院感控中心。近年来,很多医院对于患者的多重耐药进行了严格的把控,形成了早发现、早控制的多重耐药报告流程,不仅为患者节省了庞大的开支,也提高了医护人员的行医效率。基于医院检验数据,如果对患者的每一项检验结果进行严格的监测,在患者各项结果出来时,根据数值是否符合多重耐药标准进行排查,一旦发现可疑数值,系统将自动做出反应,对结果进行计算分析,再次确认是否符合,如不符合,将此次上报作废。如分析结果符合多重耐药,系统将结果上报院感控制中心,然后形成档案并归类生成患者各项数值的详细报表。

流程研究方向抽取了 2 个具有代表性的国内大型三甲综合性医院进行了会诊流程对比,试图归纳总结一种推荐流程设计模型。笔者在后文中分别用 A 医院、B 医院进行描述。

三、流程优缺点分析

第一,过多的人为判断有助于提高整个上报过程的准确性,相应地降低了效率。

第二,丰富知识库数据是提高系统判断准确率的有效途径。

第三,烦琐的上报流程不利于缩短上报时间,有可能影响干预结果。

四、未来展望

现有的上报流程主要体现了各临床科室简易化、快速化上报过程,以及帮助感染控制中心对医院整体上报过程的把控,借助信息化手段及时响应,准确排除等特点。报表机制不断的改善也为上报流程提供了帮助;同时从感染病例监测、多重耐药管理、外科收集、环境卫生学统计等方面对数据进行归类统计,随时可与患者的既往数据展开对比。通过各项数据的收集和积累,使信息储备越来越庞大,只要合理有效地利用这些数据,从中研究出更好的方式方法,不断提高效率,就能为学术研究提供足够的案例。

总体来看,近年来,随着信息化在医疗行业迅速发展,各种新方法帮助医院改善流程,在不影响准确性,不增加患者和医院成本的前提下,简化的流程会越来越受欢迎。

第三节 输血管理流程

一、业务场景介绍

输血管理信息系统可划分为三个模块:输血科管理、临床医师申请和临床护士用血。输血科管理模块主要负责血液入库管理、库存血管理、血液出库管理、收费管理、质量管理等方面。临床医师申请模块主要负责临床医师对于不同种类血液的用血申请,以及在输血之前的检查开单等方面。各个功能模块共同协作,并利用通信协议和 HIS、电子病历等系统展开数据交换,从而实现患者基本信息、各种检查结果、用血记录、医疗费用等信息的互联互通。

(一)用血申请流程

以 A 医院用血流程为例。

1.住院用血申请流程

第一,住院医师首先通过电子病历开输血前四项检验及血型鉴定等检验项目,如果本次用血申请前已经完成上述项目,系统会自动获取相关历史检验结果。

第二,对于本次住院期间首次用血的患者,住院医师需向患者及其家属说明同种异体输血的不良反应及输血传播疾病的可能性,征得其同意并在输血知情同意书上签字。

第三,检验结果出来后,通知医师进入输血与血库信息平台填写用血类型、用血量、用血目的等相关用血申请报告信息,用血量根据医师权限有相应限制,超出限制时需要上级医师或主任医师进行核准,紧急用血时可以先输血后审批。

第四,填完用血申请报告后保存,护士打印条码并将条码贴到血液标本上送往输血科,输血科检查血液标本是否合格,如不合格,通知临床重新采集血液标本,在执行交叉配血和血袋出库时,系统后台自动在住院预交金中扣除交叉费和血费。

第五,输血科根据血液类型进行交叉配血,配血完成后通知病室或手术室到输血科取血,护士到输血科取血时,应与输血科工作人员认真核对血液信息,核对完成后血液出库。

2.门急诊用血申请流程

第一,门急诊医师首先在电子病历中开输血前四项检验及血型鉴定等检验项目,如果本次用血申请前已经完成上述项目,系统会自动获取相关历史检验结果。

第二,急诊患者在出具医院认可的输血前检验及血型结果时,可以用血申请与输血前检验同时进行,以便提高效率。

第三,对于门诊患者或急诊就诊期间首次用血的患者,医师需向患者及其家属说明同种异体输血的不良反应及输血传播疾病的可能性,征得其同意并在输血知情同意书上签字。

第四,检验结果出来后,通知医师进入输血与血库信息平台填写用血类型、用血量、用血目的等必要信息,用血量根据医师权限有相应限制,超出限制时需要上级医师或主任医师进行核准,紧急用血时可以先输血后审批。

第五,填完用血申请后保存,打印输血申请单与交叉计费单,患者到门诊收费窗口缴交叉费和血费,缴费后护士打印条码并将条码贴到血液标本上送往输血科。

第六,输血科根据血液类型进行交叉配血,配血完成后通知医师开出血液缴费单,患者持血液缴费单到门诊收费窗口缴费,缴费成功后护士将缴费单和输血申请单送往输血科。

第七,输血科核对缴费单,护士与输血科工作人员认真核对血液信息血液出库,核对完成后血液出库。

(二)血库管理

第一,血液制品的来源应符合卫生行政部门要求,输血科负责血液制品的审核,入库前应认真核对血液制品信息,包括供血机构名称、血型、血液制品类型、容量、采集日期、制备日期及有效日期等。

第二,入科的血液制品的储存必须按照血型、类型、规格、有效期等储存在血库专用冰箱中血库管理系统指定的位置,温控系统监视血库专用冰箱内的温度,温度异常时发出报警信号,输血科人员应立即查明原因并记录。

第三,血液出库时,按照交叉与否可分为交叉类出库、交叉扫描出库、非交叉类出库等多种出库方法。

第四,血液效期、库存量都可以利用智能提示展开预报,自动获取临床输血申请单,并进行配血信息处理;同时还会提醒相应的备血信息,在检测的时候,会自动获取历史有关检测结果,并开展数据一致性的检测,智能提醒不匹配血型等报警信息。

第五,血库管理系统可以查询血液交叉信息、出库信息、标本检验报告,实时监测血库库存变化,统计报表包括血库库存统计表、血液出入库统计表、血液报废清单、科别用血统计表、收费及工作量统计报表等。

(三)输血管理

第一,输血前由护士对患者资料、输血申请单、交叉配血结果进行核对,扫描出库标签、血袋号、成品码对血液进行接收及复核,检查血袋有无破损渗漏,血液制品颜色是否正常,确认无误后方可输血。

第二,输血开始前分别扫描患者腕带及出库标签,并再次核对患者资料。

第三,输血时,要严格按照无菌操作规范将血液制品用独立输血器输注给患者,不能同时输用任何药物,连续输注不同供血者的血液制品时,前一袋血制品输尽后要用静脉注射生理盐水清洗输血器,再接着输注下一袋血制品。

第四,输血过程中需要记录输血开始时间、结束时间、输注血制品种类及用量,如察觉疑似不良反应与相关疾病应及时处理并详细记录。

第五,输血结束,按规定应在血液制品出库后 24 小时内回收血袋,由护士集中收集血袋并扫描血袋上的条形码,记录血袋收集人及收集时间。收集好的血袋由用血执行科室自行销毁,并记录销毁时间、销毁血袋条码及销毁人。

(四)输血不良反应

如输血过程中患者产生不良反应,应立即停止输血,护士通过系统将不良反应类型等信息上报到输血科,输血科工作站弹出消息提示临床输血产生不良反应,输血科根据不良反应详细信息立即派出医师到临床参加会诊。

(五)用血评价

制定临床用血评估制度,促进临床医师用血申请标准化,按照医师申请血量和具体用血量、符合输血指征的用血申请等方面指标,对用血的科学性进行评估;通过对输血前后的有关检查结果对比、临床体征等多方面指标进行分析,综合评估用血效果。

二、流程优缺点分析

以下分析均以 A 医院作为参考,分别与之进行对比分析。

1.B 医院与 A 医院对比分析

优点:

①B 医院手术申请输血流程清晰,判断血液制品指标可以提示临床医师;

②B医院判断备血量是否超量明确需要医务科审批。

缺点：

①B医院开用血申请单时没有以输血前检验为前提；

②B医院没有像A医院区分住院流程与门急诊流程，住院输血申请可以直接扣除患者预交金，相对门急诊流程可以简化；

③B医院没有紧急用血通道，A医院紧急用血时在保证安全的情况下可以先输血后审批，提高用血效率。

2.C医院与A医院对比分析

优点：

无。

缺点：

①C医院开用血申请单时没有以输血前检验为前提；

②C医院急诊及手术室用血时，没有超过用血量审批，急诊及手术室用血时可以先用血后审批。

3.D医院与A医院对比分析

优点：

D医院根据医院血液库存与市血站有预定血液流程。

缺点：

①D医院开用血申请单时没有以输血前检验为前提；

②D医院没有像A医院区分住院流程与门急诊流程，住院输血申请可以直接扣除患者预交金，相对门急诊流程可以简化；

③C医院没有超过用血量审批，住院超过用血量时应先审批，急诊及手术室超过用血量时可以先用血后审批。

三、未来展望

输血管理系统利用计算机完成了许多重复的工作，有效提高了工作的效率和精确度，并且实现了对医疗信息的全面共享，保证了临床输血的安全性、合理性。在西方发达国家，输血信息管理系统已经得到了广泛的应用，甚至一些国家已经实现计算机交叉配血。目前，国内大多数医院的血液科还没有实现信息化管理，或者信息化还处于较低水平。随着国内医疗卫生领域的迅速发展，目前国内血液供应单位已广泛应用计算机信息化管理，在一些大、中规模的医院中，医院信息管理系统的应用也在日益提高。所以,我国目前输血信息管理系统的发展越来越完善,推动输血信息管理系统建设势在必行。并且,随着国家有关部门持续改进输血管理的法律法规、人们的法律意识不断增强,对输血安全的要求也越来越高,为确保输血安全,应参考《中华人民共和国献血法》《医疗机构临床用血管理办法》《临床输血技术规范》等相关规定,构建从采集到使用的全过程管理,实现血液链的全过程监控跟踪和追溯,从而确保输血安全,这已经成为必然趋势。

第四节　试剂管理流程

一、业务场景介绍

通过对医院试剂管理相关业务的了解,以及对多家大型医院的试剂管理流程进行对比分析,笔者现将医院试剂管理业务中涉及的业务流程进行总结,并将相关医院的管理流程进行对比分析,具体如下。

第一,新试剂的引入及招标采购。该流程主要针对医院由于新业务新技术的开展,需要引进一些医院未使用过的试剂新品种,大致需要经过相关科室提出需求、提交可行性报告、医院审批、公开招标、医院采购等过程。

第二,试剂的基础数据维护。该流程大致由检验科或者采购部门维护试剂的名称、规格、厂家、供应商、价格等信息,方便试剂相关业务的开展。

第三,试剂的请领及日常采购流程。该流程大致包括业务科室提出采购需求,采购部门审批,通知供应商送货,供应商根据院方需求送货。

第四,试剂入库流程。供应商将相关货物送至医院库房或者相关科室后,到医院的试剂管理部门(采购及库房管理部门)办理入库手续。

第五,试剂出库流程。医院库房根据各业务科室试剂实际采购、领用或者收到的试剂种类及数量办理出库手续。

第六,与相关供应商结算试剂的账务。该流程各家医院基本大同小异,经过使用科室、库房或者采购部门签字同意后,供应商开具发票后即可办理结算业务。

二、多种流程描述

本书的研究内容共收集了几家国内比较有代表性的大型三甲医院的相关流

程资料,试图归纳总结一种最优或推荐流程设计及建模,以下以 **A**、**B**、**C**、**D** 院简称,介绍如下。

(一)A 医院试剂管理流程

第一,医院采购部门维护试剂名称、规格、价格、供应商等基础信息。

第二,试剂使用科室在 HRP 申领平台填报本科室的试剂采购需求。

第三,试剂采购部门汇总试剂使用部门的试剂需求数量,向相关供应商下达采购订单,让供应商及时送货。

第四,供应商送货至医院库房,办理入出库手续后,将试剂实物送至试剂使用科室。

第五,试剂使用科室通过扫条码或者调用 HRP 系统出库单将试剂收货至本科室使用的实验室试剂管理系统,实现试剂在本科室各组之间的入出库及日常库存管理。

(二)B 医院试剂管理流程

第一,维护基础数据。检验科室维护试剂基础信息,包括试剂名称、类型、剂量单位、规格型号、生产厂家、入库包装、最小包装及最小包装的转换系数、有效期。

第二,试剂申领。各科室申报所需试剂品种、数量。

第三,审核。提交医务处审核。

第四,试剂出库。审核通过后,试剂代理商发货。

(三)C 医院试剂管理流程

第一,试剂使用部门提交采购申请至采购部门。

第二,采购部门审批同意后,制订采购计划,通知相关供应商送货。

第三,供应商送货至医院一级库,一级库验货通过后收货入库,供应商开具发票。

第四,一级库出库相关试剂到二级库,试剂使用科室接受确认。

(四)D 医院试剂管理流程

第一,试剂使用业务科室提交试剂采购需求到厂家。

第二,厂家电话通知相关供应商医院试剂需求,通知供应商送货。

第三,供应商直接送货到业务科室,业务科室验收后在发票上盖章。

第四,试剂厂家凭发票给供应商支付货款。

三、流程优缺点分析

通过分析及对比上述各家医院的试剂管理流程,各有特色,现分析如下。

第一,A 医院的试剂管理流程与 C 医院的流程基本类似,试剂相关部门各司其职,密切协作完成试剂从请领到最后的结算工作;并且试剂送至使用科室后,使用科室还会使用专为实验室设计的试剂管理系统进行后续管理,还能通过扫描条码的方式完成入出库,信息化水平及管理精度较高。

第二,B 院的试剂管理全流程基本实现了信息化,但试剂到业务科室以后的管理较为欠缺。

第三,C 医院的试剂管理流程节点设置合理,流程设计比较精细;试剂使用科室、采购部门及库房之间的责任划分及流程衔接合理,相关账务处理比较清晰;试剂使用科室初步作为二级库管理,提高了试剂在使用科室的管理精度。

第四,D 医院的试剂管理流程较为简洁,但势必丧失了一定的管理精细度;试剂从需求提报到收货入库仅发生在使用科室、试剂厂家及供应商之间,越过了医院的采购部门、库房以及财务,不符合医院对相关职能部门的要求。

四、推荐流程

(一)新试剂的引入

笔者得到的多家医院的试剂管理资料中,只有 C 医院的资料中提到了新试剂的引入及相关招标流程。根据国家及各省份的相关规定,目前大型三甲医院新试剂的引入及招标的实际处理流程大同小异,都大致经过科室提出需求、提交可行性报告、医院相关部门审批、院方组织招标事宜及后续供应商供货等环节。整个流程过程根据医院实际情况部分环节略有不同,毫无难点和特点。

(二)试剂的基础数据维护

该流程的具体环节大同小异,各家医院的不同之处在于:不同医院的信息化程度不同,有的医院检验科有本部门专用的试剂管理系统,有的医院建设了 HRP 系统,试剂的数据维护及采购工作均由医院的采购部门负责。在这种情况下,有的医院数据维护工作由检验科负责,有的医院数据维护工作由采购部门负责,各有特色。但考虑医院临床和管理科室的定位及职能部门的工作职责,建议试剂的数据维护应由医院的采购部门,根据检验科等试剂使用部门的使用要求维护试剂的基础数据。

采购部门负责试剂的基础数据维护工作,更好地发挥了采购部门的采购管理职能,也方便采购管理部门对试剂全流程的统一管理,试剂使用部门仅关心所需试剂及时到货即可,不必再安排专人负责这类基础性的与临床业务关系不大的工作,将更多的人力和时间资源花在医疗行为上,从而实现部门间的合理优化分工,让专业的人做专业的事情。

(三)试剂的请领及采购流程

此流程在各个医院的实际情况差别较大,信息化程度较好的医院检验科可在电子化的领物平台上对所需试剂进行请领,采购部门即可对全院范围的相关试剂的需求进行汇总,综合考虑现有库存,下达一定数量的采购订单,之后通知供应商送货,整个流程基本都由采购部门负责,使用部门只需提出需求即可,不与相关供应商直接联系,减少不必要的工作的同时,也能避免使用科室与供应商在接触过程中产生利益关系。

信息化水平较低的医院,使用科室与采购部门之间不能通过信息化的平台直接交互,往往都是使用科室填写手工的采购需求,或者通过电子邮件的形式将采购需求发给采购部门,之后采购部门再通知供应商送货。采购部门无法掌握医院现有试剂的库存,也无法对试剂的实际采购数量进行把控,无法发挥采购部门的采购和监管职能。也有些医院试剂采购时,直接由试剂使用部门与供应商联系,供应商按照使用科室的要求送货,之后供应商凭发票到采购部门办理账务结算,整个过程中,采购部门未完全发挥本部门的采购职能,仅起到了发票签字的作用,也不利于试剂采购业务的全面监管。

(四)试剂送货入库流程

该流程与医院的信息化水平及实际情况有极大的关系。信息化水平高,库房条件好的医院在试剂入库时,供应商将货物送往医院库房,由库房管理人员在相关信息系统中办理入库手续,试剂放入医院库房保存,库房可对每种试剂的库存进行精确管理。而在信息化水平较低或者医院库房储存条件较差的医院,供应商直接将货物送往检验科等使用部门,填写手工入库单完成入库手续,检验科对各类试剂的库存无法进行精细化管理,也增加了检验科的工作量,降低了医院试剂的管理水平。

随着医院库房条件的不断完善,以及信息化水平的日益提高,甚至有的医院检验科也开发了专用的试剂管理系统,试剂送货入库流程应根据医院各部门的职能,在信息系统办理相应的手续,实物入库与系统入库保持一致。

(五)试剂出库流程

在信息化水平较低的医院,供应商将货物送往检验科后整个试剂业务基本完成,不存在后续的试剂出库业务。但是信息化水平高,业务流程设计合理的医院,已经实现电子化的入库及出库,在供应商送货入库后,库房人员即能迅速根据之前科室的试剂请领将相应的试剂移库调拨至检验科专用试剂管理系统。检验科内部诸如生化组、免疫组、微生物组对试剂的使用由检验内部进行管理。

推荐流程为,试剂入库后,医院的库房将试剂调拨至检验科试剂管理系统,检验科内部的出库由检验科内部根据各组需要和试剂的具体情况进行库存和出库管理。

(六)供应商试剂账务结算

关于该流程,各个医院的实际处理过程大同小异,经过检验科、库房、采购部门的签字同意后开具发票,发票签字后财务部门付款。

五、未来展望

随着医院信息化的进一步发展,越来越多的医院开始建设 HRP 系统,而试剂采购、入出库及库存管理等业务属于 HRP 物资管理的范畴,因而被纳入了HRP 管理范围,实现了试剂从需求提报到出库结算全流程的信息化管理。当前,国家卫健委及相关卫生管理部门对医院试剂的管理提出了更高的要求,对试剂的使用范围、批次、有效期以及相关供应商的供应资质都有明确的管理要求。为提高医院的试剂管理水平和精细度,满足国家相关部门的管理要求,在当前如火如荼的信息化建设、移动医疗及物联网的逐步发展下,医院的试剂管理水平将越来越方便和精细,以无纸化、信息化和移动化的方式实现试剂管理相关流程在医院各部门间的无缝衔接,全面提高医院管理水平。

第五节　病案管理流程

一、业务场景介绍

信息化是病历管理的一个关键手段,它能够使病历管理更为简便化和标准化。它主要是对于医疗信息的管理,不只是对于病历的物理属性进行机械管理,也是对病历记录内容的深度处理,提取出病历中的信息,对病历资料的质量展开监测,从而提高病历管理效率,更好地为医院提供服务。

二、多种流程描述

此次调研的 7 家医院在病案管理进行业务梳理,各家的流程分别如下。

D 医院的病案管理流程中,首先住院医师完成病历、申请提交,病案签收员审核病历、签收病历,病案扫描员数码扫描、上传至缩微病历,病案编码员病案装订、病案编码,最后由病案管理员进行病案入库。

E 医院患者入院处建立病历,病历在病房运行,患者出院时病案室收集出院病历,输入、核对、修正病历首页信息,质控人员检查病历,医师修改病历,病历拍摄,上传至 HIS 系统,病历配号、装订、按病历号排序入库,最后是病历供应和病历复印。

F 医学院的病案管理流程中,首先护士开出院单,医师填写部分病案信息,再与其余来自 HIS、EMR 系统的信息汇总,由病案管理员修改、审核病案信息,按月出报表,上报至上级机构(卫生局、HQMS 等),病案管理流程结束。

A 医院的病案管理流程中,首先住院医师完成病历,打印病历并整理成册,病案回收员到科室回收病历,系统登记回收病历编号,病案编码员进行病案装订、病种编码,最后病案管理员进行病案入库,病案管理流程结束。

C 医院的病案管理流程中,首先医师提交病历审核,病案室进行病案回收,病案装订员整理装订,病案编码员进行病案编目、编码和质量控制,然后归档上架,提供病案借阅、归还和病案复印,病案管理流程完成。

G 医院的病案管理流程中,首先住院医师完成病历、移交病历,病案签收员审核病历、签收病历,病案装订员整理装订病历,病案归档员进行病历归档,判断是否为新号,如果是新号,病案编码员需要先核对护士站入出转人员日志,再进行病案编码,如果不是新号,先新老号合并,病案编码员再进行病案编码,然后病案管理员进行病案入库,上传缩微病历。

H 医院的病案管理流程中,患者出院时,住院医师七日内完成病案首页等病案文书,病案科回收组去病区回收病历文书,调整病历文书的顺序,使其符合规范,判断是否有缺失,如果有缺失,发催收单给病区提醒,由医师交回缺失病历;如果没有缺失,查看患者是否新入院,如果是新入院,给封面,再给疾病和手术编码,如果不是新入院,先查号,再给疾病和手术编码。核查病案首页数据,质控组抽样对病历文书进行质控,如有问题,发送消息给相关医师,要求其修改病历,医师修改错误后提交,然后由统计组统计相关数据并上报,流通组打印条形码或合号并入库,病案管理流程完成。

三、流程优缺点分析

综上所述,7 家医院在病案管理梳理上,各有优势,D 医院对病案流程管理的角色做了详细说明,角色有住院医师、病案签收员、病案扫描员、病案编码员、病案管理员,而 E 医院没有对角色做详细说明。不过 E 医院对病案最终去向做了比较详细的说明,包括病案供应和病案复印两个去向,而 D 医院病案去向仅有病案入库这一项。

F 医院对病案管理流程中有两点是 D 医院没有的,一点是对病案内容的构成,F 医院把病案内容分为三部分:基础部分、HIS 信息部分、EMR 信息部分,而 D 医院没有做详细划分;另一点是 F 医院对管理流程中病案管理员需要按月出报表,并将报表上报至上级机构如卫生局、HQMS 等

A 医院对病案管理流程与 D 医院的病案管理流程比较类似,不同的是 D 医院的病案管理流程中有对病案的数码扫描一项,并且上传的是缩微病历,这一点 A 医院是没有的,可以说 D 医院在先进技术的运用上领先一筹。

C 医院在病案管理流程中将病案质量控制着重独立出来,体现了 C 医院对病案质量控制的重视。

G 医院会对病案的病案号做是否为新病案号的判断,如果不是新病案号,会对新老病案进行整合;另外,G 医院在病案归档流程中会核对护士的入出转人员日志,而 D 医院没有该核对流程。

H 医院的病案管理流程非常详细,相比之下不同的是,H 医院扫描的是病案的条形码,而 D 医院是扫描整个病案数据进行缩微入库。

综上所述,7家医院在病案管理模式上各有优点,不分伯仲。采用多种信息化手段进行病案管理,有效提高了病案管理的规范性,在未来的医院病案管理建设中,必将迈出一大步。

四、推荐流程

对比分析了7家大型三甲医院的病案管理业务流程,在此试图集大家之长,建立一套相对完善的病案管理流程,以便提高工作效率。①入院患者根据入院处的报表进行入院登记。每日将出院病案的信息作计算机信息导出。②每日去病房收集病案,并在病房出院登记本上签收病案。催促医师及时交出出院病案,未收到的病案通知病房主管医师。③将回收的病案进行整理,按出院病案的顺序排列,未粘贴的化验单必须粘贴到生化、血清、细菌化验报告单栏上。④对病案首页进行计算机输入,核对患者信息。病案首页上必须输入的信息要填完整。对医师填写的疾病和手术的 ICD-10、ICDCM3 的编码进行核对,如有不正确必须修正。如有缺编码的补全。⑤每份每页病案送工作人员数码扫描,拍摄后病案传入本院 HIS 系统供阅览,拍摄必须清晰。⑥根据病案号配上病案封面,进行装订。⑦病案由质控人员检查并对有缺陷的病案提出修改意见,凡需要修改的病案放在架子上供医师修改。⑧凡符合规定的病史可入库保存,每周按病案号进行排架入库。⑨按规定供应病案的出库使用和病案复印等需要。每日有值班人员负责病案复印、借阅等事宜。⑩根据卫生局的要求进行统计日报、月报、年报等,并按时上报卫生局。⑪病史室每月到医务处查询封存或有纠纷的病史,由医务处签字确认。

五、未来展望

随着医院病案信息化,深入开发利用病案信息资源至关重要。病案管理可以制订统一的管理方案,采用统一的管理途径,实现病历信息共享,这是未来病案管理的趋势。

第六节　高值耗材管理流程

医院高值耗材是广泛应用于手术环境中的高价值卫生材料,由于高值耗材在手术中直接作用于人体,科学严谨的高值耗材管理是强化医院医疗质量控制的关键构成要素。并且,因为高值耗材价格昂贵,对于医院而言,应用成本较高,调查研究表明,当前医院医用耗材年用量占据医院医疗毛收入的 6‰～16‰,合理有效地管理高值耗材的使用,保证科学和准确,有助于降低医院成本,增加医院经济收益,这也是医院加强高值耗材管理的重要原因。

一、业务场景介绍

对于高值耗材的管理应用,不仅局限于医院的设备物资部门,由于高值耗材的申请、发放、接收、使用涵盖了高值耗材在医院的全部生命周期,涉及高值耗材管理的业务应用是多方面的。

但是,当前大部分医院高值耗材仍旧实行"采购—存放—发放"的传统管理模式。在现行高值耗材管理模式下,高值耗材管理部门看不到耗材的实物,而使用科室只存放高值耗材并使用,忽略对高值耗材的管理。所以,导致保存过程中缺少专门监管,产品包装损坏,产品过期等问题时有发生。在高值耗材的财务管理中,由于缺乏信息平台,物资的管理和账务管理在现行模式下发生了错位,物资由应用科室管理,账目由财务部门管理,有关管理部门仅可以在自己的管理范围内对高值耗材展开文字或数字管理,临床科室的材料应用缺乏管理,导致产生账物不符、账账不符等问题。

同时,目前的高值耗材管理模式难以实现对所有类型的高值耗材展开追踪溯源,一些医院仍旧采取人工记录的方式记载高值耗材的使用情况,没有实现电子化追踪记录,一旦产生高值耗材不科学应用,或导致不良反应等问题,难以快速精准地跟踪溯源,容易引发医疗纠纷。

但是在医院高值耗材管理的实际工作中,管理者会发现,由于高值耗材品目繁多、型号各异、供应商不同、国产进口耗材定义标准不统一等原因,医院高值耗材管理工作很难科学严谨地进行。此外,由于需要对植入性高值耗材的质量进行评估与控制,加强耗材质控管理、对高值耗材的可追溯管理的需求越发强烈。传统意义上的手工记账管理模式已经无法满足越来越高的追踪管理需求,更无法与医院 HIS 系统进行有效的交互对接,形成数据的有效整合,因此,重新梳理医院高值耗材管理模式及流程,并基于高值耗材从入库到出库、从使用到追溯、从设备物资部门到临床科室及手术室的全过程管理非常必要。

二、多种流程描述

关于高值耗材范围的界定,目前尚无统一的规范。因此,在医院高值耗材管理中,医院拥有定义高值耗材范围的权限。由于不同医院的规定范围不同,高值耗材涵盖的内容也不尽相同。有些医院以价格为依据区分高值耗材与低值耗材,有些医院以是否植入人体或侵入人体对其进行区分。即便是以价格区分高值耗材或低值耗材,其定位标准也有所不同。但是,各协作医院出于医疗质控方面的考虑,为确保患者安全及后续的可追溯管理,对于植入人体及侵入人体部分的高值耗材均采用条码化管理方式。

基于 8 家大型三甲医院的高值耗材管理业务流程,笔者主要从采购申请、虚拟入库、条码打印与唯一性标识、接收灭菌、高值耗材使用、高值耗材入库 6 个流程环节进行对比描述。

(一)采购申请流程

8 家医院的高值耗材采购申请流程,基本都严格按照统一招标采购的规范予以执行。由临床科室向医院设备物资部提出采购申请,设备科根据政府招标采购目录对临床科室申请进行审核,符合规范要求的生成采购计划,并通知供应商准备供货。8 家协作医院中有 2 家的设备科在审核临床科室申请时,如发现其申请高值耗材不在统一招标采购目录中,则不允许其申请。有 2 家医院在遇到此类问题时,需要经过院长特殊审批,执行特殊采购流程。

采购申请流程如表 3-1 所示。

表 3-1　高值耗材采购

流程名称	流程说明	部门	负责人
采购审核	依据招标采购产品目录对申请进行审核,如申请产品,不在目录内则不予通过	设备科	采购员
编制采购计划	依据申请及审核结果制订采购计划	设备科	采购员
采购	向供应商提出采购要约要求,对方依据要约进行供货	设备科	采购员

(二)虚拟入库流程描述

由于高值耗材普遍使用于手术室,手术室需要对各种高值耗材予以备货,以备急诊手术及突发应急使用。由于高值耗材价格高,如果医院直接使用自有资金进行采购备货,医院财务压力较大,且高值耗材处于备货状态而非立即使用,直接采购会占有医院现金,降低医院现金流的使用效率,影响医院资金的合理应用与调配。

因此,医院借鉴生产性企业的物流管理模式,将原材料整合进企业物流供应链,由企业建立物流管理 VMI 库(虚拟库),在企业建立库存管理中心供上游原材料供应商存储原材料,一旦企业需要原料供应,供货商直接从虚拟库中将企业所需原材料提供给企业。这种做法既解决了企业原材料成本支出占用量较大的问题,又能够有效帮助企业迅速及时地获得原材料投入生产,还能够解决上游供应商的远距离运输配给及库存管理问题。

医院对于高值耗材进行 VMI 管理,即高值耗材供应商将其耗材暂时存放于医院的手术室,当手术需要高值耗材时直接从手术室库存中取出使用。医院定期对已经使用的高值耗材进行统计,按照实际使用量向供应商支付货款。对于医院和手术室而言,暂时存放于仓库中的高值耗材并未真实入库,其库存只是虚拟库存。通过高值耗材虚拟入库的 VMI 管理模式应用,医院有效降低高值耗材成本支出在医院自有资金支出中的占有比例,优化医院财务资源的合理配置,同时有利于医院及高值耗材供应商之间的良性互动。

目前 8 家医院均采用虚拟入库流程,以医院实际高值耗材使用为标准记录真实入库。虚拟入库流程如表 3-2 所示。

表 3-2　高值耗材虚拟入库

流程名称	流程说明	部门	负责人
虚拟入库	将所有经过验收的高值耗材自动转入高值耗材虚拟数据库,虚拟库不计入医院实际库存,虚拟库数据被 HIS 系统调用	设备科	库管员

(三)条码打印与唯一性标识流程描述

高值耗材的使用一般应用于手术患者,因此对于高值耗材的安全问题要求很高。为保证高值耗材的使用安全,提升医院质控效果,8 家医院都需要打印高值耗材条码并对其进行追溯。不同的是,由于各家医院对于高值耗材的定位不同,需要打印的条码也不同。8 家医院中有 1 家医院采用 RFID 条码对高值耗材进行管理,其他医院均采用一维码或二维码对高值耗材进行管理。8 家医院中有 1 家医院对其定义范围内(200 元以上)的高值耗材均采用条码管理,其余医院只对植入人体的高值耗材进行条码唯一性管理。2 家医院对植入人体高值耗材也采用条码管理,但医院并不要求生成新条码,而是直接取用耗材外包装条码。

条码打印流程如表 3-3 所示。

表 3-3   高值耗材条码打印

流程名称	流程说明	部门	负责人
验收	对成品高值耗材进行验收	设备科	库管员
打印条码	依据验收情况系统生成并打印条码标签	设备科	库管员
虚拟入库	打印条码动作执行的同时完成虚拟入库	设备科	库管员
粘贴条码	将条码标签贴在独立包装的高值耗材上	设备科	库管员

(四)接收灭菌流程描述

高值耗材的使用一般应用于手术患者,因此对于高值耗材的安全问题要求很高,使用前必须经过消毒灭菌。在高值耗材品目中,类似于导管、导丝、支架、电极等,供应商直接向医院提供灭菌完成的独立包装;而骨科手术使用的部分金属钉并非灭菌后产品,也不是独立包装,因此医院需要对高值耗材的灭菌状况进行管理。

为便于临床科室选择适合的高值耗材,医院对于高值耗材分装要求必须独立包装。每一个独立包装均需标明耗材品目名称、型号、规格。对于未进行灭菌处理的高值耗材,应由医院消毒供应中心对其进行灭菌处理,并记录灭菌人员、灭菌锅次、灭菌效果验收情况、灭菌时间及有效期。

通过对 8 家医院的业务流程调研我们发现,有 6 家医院并未将灭菌流程作为高值耗材管理流程中的一部分进行详细描述,而是将此部分流程与医院的手术器械消毒灭菌进行整合,梳理在消毒供应中心业务流程中。虽然描述方式不同,但最终达到的效果是一样的。

接收灭菌流程如表 3-4 所示。

表 3-4   高值耗材接收灭菌

流程名称	流程说明	部门	负责人
耗材分解包装	耗材按照独立包装及灭菌情况可划分为三种类别:已灭菌独立包装、未灭菌独立包装、未灭菌未独立包装	供应商	—
供应室接收	接收未灭菌的高值耗材	供应室	回收人
供应室包装	将无独立包装的高值耗材进行独立分装	供应室	配包员
供应室灭菌	将未灭菌高值耗材进行灭菌	供应室	消毒员
供应室发放	将分装好并完成灭菌的高值耗材发放至手术室	供应室	发放人员
验收	对成品高值耗材进行验收	设备科	库管员

(五)高值耗材使用流程描述

为实现高值耗材全过程可追溯,将耗材医嘱与耗材库存相关联,实现医嘱与耗材库存消减的互动,并将具体的高值耗材规格型号与医师、患者及医嘱相关联,医院要求高值耗材医嘱必须扫描耗材条码。

为确保临床医师开具高值耗材医嘱时必须扫描高值耗材条码,医院 HIS 系统对高值耗材医嘱进行了限制,医师必须通过扫描高值耗材条码才能下相应医嘱,系统不再支持通过数据库查询方式在医嘱执行界面手动选择耗材。

临床医师在手术室或病房需要对患者使用高值耗材时,护理人员会将所需高值耗材拿到术间或处置室,医师在术间或处置室的 HIS 系统客户端医嘱录入与执行界面扫描耗材外包装的原厂条码。由于原厂条码已经与院内编码绑定,医师扫描条码后,HIS 系统会将该高值耗材的品名、规格型号列出,医师核对无误后确认此高值耗材医嘱。护理人员在医师确认后给患者使用此高值耗材。

当医师在 HIS 系统开出高值耗材医嘱后,物资管理系统会收到 HIS 系统发出的消息,并将医嘱对应规格型号的高值耗材在手术室二级库内扣除库存,手术室物资管理人员可以看到当前手术室二级库内库存消耗情况及剩余高值耗材情况,便于手术室进行耗材盘点。与此同时,从医院物资管理部门的角度来看,已经下医嘱的高值耗材是医院实际使用的高值耗材,当高值耗材实际消耗后,此部分高值耗材被真实入库至医院内,并对这部分耗材进行统计,要求供应商开具相应发票进行财务结算。

由于高值耗材流动中,入库、出库及消耗环节均有条码扫描记录,且 HIS 系统中患者信息能够与耗材进行关联,因此依据高值耗材条码可以实现对高值耗材采购准入、生产企业资质、耗材注册信息、采购员、验收人员、入库日期、入库发票、产品规格型号、生产批号、灭菌日期、有效期、手术日期、患者信息、术者、巡回护士、跟台护士等信息的追溯。

目前 8 家医院均采用扫描条码的方式实现高值耗材的使用扣库,在执行高值耗材医嘱的同时,完成耗材计费、信息关联、库存消减等工作。

高值耗材使用流程如表 3-5 所示。

表 3-5　高值耗材使用

流程名称	流程说明	部门	负责人
扫描条码标签	确认高值耗材将耗材信息与手术术式、手术患者、手术医师等进行关联	手术室	术中护士

续表

流程名称	流程说明	部门	负责人
高值耗材入库	扫描条码标签的同时完成入库	设备科	库管员
计费	扫描条码完成手术耗材计费	手术室	术中护士
取下条码	将条码标签送回临床科室留存纸质备案	设备科	库管员

(六)高值耗材入库流程描述

当高值耗材在医院的手术室或临床科室使用后,被消耗的高值耗材作为实际使用部分被医院设备物资部正式入库,而后医院财务部门会根据实际入库数量向供应商支付货款。

8家医院采用的入库方式均以实际使用耗材数量为入库数量,采用实物入库方式将实际使用的高值耗材录入系统,办理入库手续。

高值耗材入库流程如表3-6所示。

表3-6 高值耗材入库

流程名称	流程说明	部门	负责人
高值耗材入库	形成实际库存,实物入库	设备科	库管员
打印入库明细汇总单	根据科室、供应商、金额打印汇总单,供应商依据汇总单开具发票	设备科	库管员

三、流程优缺点分析

根据对课题各家协作单位的高值耗材管理流程对比分析可以看出,目前我国大型三甲医院对于医院高值卫生耗材的管理非常重视,对于高值耗材的可追溯管理存在很大需求,因此各家医院均会采用条码管理的方式来帮助医院实现高值耗材管理的质量控制,在提高医院成本管理水平的同时,降低甚至避免多种术中感染的发生概率。

各家医院对于高值耗材管理的流程大致保持一致,但由于不同地区的医院对于高值耗材的界定不同,造成不同医院对于高值耗材的管理范围有所不同,但各家医院的管理思路均向精细化方向不断推进。

在高值耗材管理模式中,大型三级甲等医院相较于耗材供应商,占有内部管理的话语主导权。因此医院为了便于自身的管理,会向供应商提出耗材管理上的需求。例如,要求供应商对高值耗材进行独立包装并灭菌、要求在医院管理平台基础上自行完成条码的打印与粘贴等。供应商则出于自身利益考虑,希望帮助医院精细化其高值耗材管理流程,因为医院管理精确,供应商的产品用量统计才会准确,相比于高值耗材的价格,包装与条码打印的成本则微乎其微。

通过对 8 家医院的调查研究,我们发现,高值耗材的整体管理思路与流程是大致相似的,区别在于不同医院对高值耗材管理的规范要求有所不同,因此在对流程优缺点进行比较分析时,需要加入对不同管理规范对流程产生的不同影响与效果之间的比较与衡量。

为了进一步衡量高值耗材管理流程的各个环节对业务提升的影响力度,尽可能将业务流程各关键点的效果进行量化,需要从成本、效率、患者便利度及安全质量四个维度对高值耗材管理业务流程中的重要节点进行梳理打分,分值为 1～5 分(成本:从 1 到 5 表示成本降低;效率:从 1 到 5 表示效率提升;患者便利度:从 1 到 5 表示便利程度提升;安全质量:从 1 到 5 表示质量不断提高),从成本、效率、患者便利度和安全质量四个维度对高值耗材管理重要节点进行梳理打分如表 3-7 所示。

表 3-7　从成本、效率、患者便利度和安全质量四个维度对高值耗材管理重要节点进行梳理打分

流程名称	患者便利度	安全质量	效率	成本
统一招标采购	3	4	2	1
特殊采购	3	3	1	3
独立包装	3	4	4	1
消毒灭菌(厂商做)	3	4	4	2
消毒灭菌(医院做)	3	5	2	2
虚拟入库	3	3	1	5
有 VMI 库	4	4	5	3
无 VMI 库	3	3	2	3
普通条码(医院贴)	3	4	1	2
普通条码(厂商贴)	3	3	4	2
RFID(医院贴)	3	5	3	1
RFID(厂商贴)	3	4	5	1
全部一物一码	4	5	5	1
部分一物一码	3	4	4	3

四、推荐流程

申请采购流程部分：对于上级主管部门统一招标采购目录执行完善、更新及时的医院来讲，严格执行统一招标采购目录内的高值耗材采购，可以完全满足医院的实际需求，建议直接采取申请、查询、采购的流程即可。对于部分地区统一招标采购目录更新不够及时的各级医院，需要在常规的招采流程外加入特殊申请审批流程，以满足医院的特殊耗材需求。

虚拟入库流程部分：出于减少医院自身购买高值耗材的资金占用量，且为医院应急准备充足的高值耗材的考虑，建议医院采用虚拟入库管理方式，即先行通过虚拟入库的方式将高值耗材信息录入系统，便于后续的医嘱录入等环节的操作和信息流动。但医院并不直接向供应商付款；待高值耗材确实使用后，再由设备物资部门真实入库，向供应商付款。此外，建议对进入医院的高值耗材进行标准化要求，要求供应商提供的高值耗材均为独立包装且已完成灭菌，便于医院对高值耗材进行管理，提高效率。

条码管理流程部分：建议医院设备物资管理部门转变管理重心，将现有的物资管理转变为供应商管理，将高值耗材管理系统的应用延伸至供应商处，由供应商依据医院的管理要求，生成打印条码，并完成条码在高值耗材上的粘贴工作。建议采用 RFID 条码，应用 RFID 条码可以进一步提高医院的工作效率，利用 RFID 无线管理套件，可以有效识别范围内的全部射频信息，解决了传统一维码或二维码必须逐条扫描的问题。利用 RFID 标签，可以实现高值耗材的批量录入、批量出库，其内部加载的信息容量也会扩大医院的管理范围。

高值耗材使用流程部分：为了准确管理医院内部高值耗材的使用情况，建议对高值耗材进行一物一码的关联对应。当医师准备使用高值耗材时，读取 RFID 信息即可准确识别该高值耗材的品名、型号、生产厂商、生产日期、批号、供应商、灭菌时间等具体信息。依托于 RFID 的高容量，可以实现对高值耗材的多种信息记录与存储，耗材与标签一一对应，让每一个高值耗材都具有独一无二的身份识别，在方便医师开具医嘱的同时，提高质量安全。

五、未来展望

通过对各家医院高值耗材管理流程的比较分析，我们可以发现，高值耗材管理的主要流程与发生场景均为医院。目前的条码打印、粘贴、耗材清点、入库等均由供应商配合医院设备物资部工作人员完成。然而医院本身空间有限,专业管理人员数量不足,面对大量的高值耗材出入库工作,其负担十分沉重。

有部分医院将高值耗材管理系统客户端延伸至供应商处,由供应商操作系统完成条码打印等流程的操作。这种方式虽然节省了医院的人力投入,也提高了管理效率,但是由于供应商与医院区域位移较大,医院对于高值耗材的管控能力实际上被大大削弱。

鉴于以上因素,笔者建议考虑借鉴生产性工业的供应商管理模式,建立供应商管理库存,由供应商为医院提供生产性服务。

落实在医院的高值耗材管理流程中,即由医院在内部建立存放高值耗材的仓库,供应商租用医院仓库存放其高值耗材。供应商被派驻于医院仓库对其所有高值耗材进行管理,完成入库前的全部流程。当医院需要使用高值耗材时,由医院设备物资部直接完成入库与出库动作,交付手术室进行后续使用操作。

此外,在高值耗材管理中,未来将会广泛应用 RFID 射频标签对物品进行管理。应用 RFID 可以极大地提高物品在出入库环节的工作效率。此外,鉴于RFID 具备有源发射的特性,追踪物品或定位物品将成为可能。在医院信息化建设的发展方向中,广泛的物联网应用是一个趋势,那么基于 RFID 技术的高值耗材管理将会成为医院物联网的一部分,使物联网的覆盖范围不再局限于设备,而是更深层、更广泛地应用于多种类型与医疗相关的物质上,促使医院的管理更高效、更智能。

第四章
医院药房流程重组

第一节 流程重组概述

一、概述

当今世界迅速发展,信息在转瞬之间就会发生变化,客户的要求越来越高,市场竞争越来越激烈。在这种情况下,业务流程重组(BPR)的概念产生,并且很快成为一种广泛应用于世界各地的管理理论与实践。BPR着重于对机构已存的关键业务流程展开全面的重新分析与设计,以此将机构的资源围绕流程重新梳理,最终实现强化机构运行效率与经济效益的目标。

药房是医院医疗工作体系中的一个关键环节,它在确保医疗安全、保障医疗质量方面发挥着举足轻重的作用。随着医改的不断深入,"药品零差率""医事服务费""两票制""药房托管"等一系列关键词不断出现,这意味着医院药房正处于医改的风口浪尖。面对新的医改形势,医院药房面临着前所未有的挑战,而医院药房流程重组(PPR)通过调整现有的工作模式,对药房进行流程的再造与整合,从而实现医院药房的科学发展,使其适应时代的潮流。

(一)流程的概念

"流程"一词在《现代汉语词典》(第7版)中的解释为:①水流的路程;②工艺流程的简称。"流程"的概念在《牛津英语大词典》中被解释为:一个或一系列持续的有规律的行动,这些行动通过确定的形式产生或进行,造成制定结果的达成——一个或一系列连续的操作(operation)。流程是由许多独立的环节构成的,是一个从输入到输出的过程,中间需要很多辅助内容去完善流程,这个过程可以存在根本的转变,也可以仅是一个完备的过程。流程对于输入的处理可能是将其转变(transform)成输出、转换(transfer)成输出,或仅以原样输出。

流程有四个主要因素:一是人员,也就是流程的实施者;二是活动,即在流程过程中做了什么事情,是如何去做的;三是起点和终点之间的联结方式,即流程中的各种活动之间是如何串联起来的;四是活动中使用的方法,如信息技术等。

流程具有两个主要特征:一是需要顾客,顾客既可以是内部的,也可以是外部的;二是没有界限,它可以跨越不同的组织,一般情况下与正式组织结构相互独立。

流程根据工作内容,可划分为两部分,即管理流程与业务流程。管理流程是一个动态的过程,它是业务增值过程的支持系统。一般所说的流程指的是业务流程(business process),是各种各样的人通过合作来实现某个指定的价值目标而进行的一系列活动。活动间不但存在严谨的先后次序限制,还对活动的内容、方式、责任等方面进行了清晰的规定和统筹,以便在不同的岗位、角色间进行不同活动的转手交接。在时间和空间层面,活动与活动间的转移能够存在较大的跨度。

迈克尔·哈默和詹姆斯·钱皮曾经对业务流程的概念进行界定:"我们定义某一组活动为一个业务流程,这组活动有一个或多个输入,输出一个或多个结果,这些结果对顾客来说是一种增值。简言之,业务流程是企业中一系列创造价值的活动的组合。"

(二)流程重组的发展

业务流程重组存在三个发展时期:第一个时期为20世纪初期至80年代的萌芽期,其特征是将相互独立的部分概括体现为职业管理的方法;第二个时期是20世纪90年代至20世纪末期的发展初期,其特征是迈克尔·哈默提出的"工作流管理",管理在这个阶段才受到各大公司的关注;第三个时期是从20世纪后期发展到现在的成熟期,其主要特征是通过信息化管理、企业资源计划(ERP)等途径来使企业的流程管理更加规范化、标准化。

20世纪80年代,由于市场竞争不断加剧,信息技术飞速发展,全球化趋势逐渐加强,以"3C"为基础的三种因素使得公司的生存环境发生了翻天覆地的改变,所谓"3C",就是指顾客(customer)、竞争(competition)与变革(change),传统的"科层制"导致流程划分太细、关注局部效率、流程步骤冗长、部门界限顽固、忽视客户利益等不足之处使其逐渐与公司发展脱节。所以,公司环境的变迁与管理实践促进了企业管理思想的发展,推动了业务流程重组理论的产生。

1990年,麻省理工大学迈克尔·哈默教授,在《哈佛商业评论》上发布了名为《再造:不是自动化改造而是推倒重来》的文章,其中包含的再造理论引起了一次崭新的管理革命。迈克尔·哈默和詹姆斯·钱皮于 1993 年在《企业再造:企业革命的宣言书》一书中指出,采用亚当·斯密劳动分工的思想建立企业及进行企业管理,这一思想在 200 多年来一直为人们所遵循,即将工作按照最基本和最简单的动作分解来做;而围绕这样的理念来管理公司,即重新整合工作任务,使工作流程首尾贯通,他们提出了业务流程重组(BPR)理论,也称业务流程再造。他们对 BPR 这样定义:"为了飞跃性地改善质量、成本、服务、效率等现代企业的经营基础,必须对业务流程进行根本性的重新思考和对业务流程进行彻底性的重新设计。"其基本理念为,从根本上改变工业革命时期产生并一直沿用至今的以往的工作方法,即根据分工原则,把整体的工作分解为几个单独的部分,再按顺序开展工作,或者将其划分为几个不同内容工作的方式。

关于 BPR 的定义较多,如一些学者认为 BPR 是利用信息技术彻底改变组织流程,从而实现主要业务目标的一种方法性流程;另一些学者的看法是 BPR 仅对组织中(或不同组织间)的工作流程进行分析和设计;此外,还有一些学者认为,BPR 就是对各种流程的重新分析与再设计,以取得绩效和业务量上的突破。尽管各种观点对 BPR 的描述不完全相同,但它们的意思是相似、相近的,即 BPR 从实质上来说是使组织经营过程(指为了实现运营目标而产生的一系列逻辑)全部更新。该过程需用最直接、最简单的方法对其运营过程进行再设计,并且不被已存在的工序和部门所限制,针对运营过程重新改造组织结构,以实现业务流程重组。

所以,一个比较完善的业务流程重组被界定为:通过对组织的资源进行重新统筹与改进,以最大限度地适应组织管理系统迅速发展的需求的一个途径,其表达了新的管理思想,并且极大地超出了管理工具的简单意义。该理念旨在使企业在成本控制、质量保证、服务效率和速度上得到有效优化,并且使企业尽量适应以顾客、竞争和变革为主要特征的现代环境。

(三)医院业务流程重组

18 世纪,亚当·斯密提出的分工理论为业务流程重组奠定了基础。分工理论使工作效率得到大幅提高,这体现在三方面:①分工可以促进劳动者的知识专业化,并帮助劳动者在短时间内实现技能的快速提升,以此提高生产效率;②分工能够帮助劳动者在较长的一段时间内专心于自身的工作,以此有效降低时间消耗;③分工刺激了大量机器及节省劳动力的工作方法的出现。

尽管分工理论能够持续提高组织的生产效率,但其也为组织的可持续发展带来了阻碍,如哲学家和挑夫之间的差别就是职业分工的结果。分工的发展导致单调、无变化的工作消磨了工人精神上的勇气,减少了他们的工作活力。

医院的运作方式则参考了企业经营方式,其来自亚当·斯密的"分工理论",以及19世纪弗雷德里克·泰勒的"管理理论"。这两种理论都过于注重分工,但是由于医护人员的素质和技术水平的不断提高,患者的要求也在日益增加,因此,以这两种学说为基础的医院管理模式也暴露出了其不足之处:①过度重视分工与知识的专业化,极大地降低了医疗服务的和谐性与持续性;②专业化的职业科室不要求对患者整体负责,导致工作流程的分离;③组织结构过于庞大,滋生官僚主义问题。

所以,医院必须从患者需要、竞争需要和改革需要三个层面来进行管理体制的优化。

第一,患者需要层面。随着患者对不同的医疗产品和服务提出了更高的要求,医院应当重点关注改善患者的满意度方面,引入全球领先的患者满意服务系统,从而使服务流程更加完善,服务环境更加舒适,服务内涵更加深入。

第二,竞争需要层面。随着竞争不断加剧,医院要具备一种以人为本的团体精神,旨在提高医院的内部聚合力,并借助综合执行医院文化重建计划,形成一致的价值理念,从而得到医院内全体成员的认可,形成强大的向心力。

第三,改革需要层面。医院要想提高工作效率,必须树立和完善现代化的、有特点的、杰出的、具有竞争优势的医院整体形象。医院通过引进形象系统,改善自身的形象,扩大声誉与名声,强化无形资产的价值,为长期发展营造有利的外在环境。

现代医院业务流程模式的特点在于大量结合现代信息技术,而这首先改变了沟通方式;其次完善了组织架构,调整了权力配置。这使管理者的管理范围不断提高,同时简化了管理层次,推动整个医院的组织结构朝"扁平化"方向发展,更加适应市场竞争的需要。

在美国,业务流程重组率先被引入医院管理,并取得了显著的成效。目前,医院业务流程重组日臻成熟,已成为一种世界潮流。将BPR应用于医院等公益性组织,对医院业务,特别是门诊业务流程进行优化与再造,是医院提升医疗管理质量、提高效率和效益的有效方法与途径之一。传统的医疗就诊模式是"单向串联"流程模式。"单向串联"模式中的诸多活动是先后发生的,即前一个过程的结果是后一个过程要输入的内容,这种方式仍是当前医院的主要业务运作方式。但这种方式导致医疗资源的配置和信息共享受到限制,医院就诊流程效率低下,医院收益减少,医院流程增值能力差。若将组织流程重组的原理应用到医院就诊流程管理中,对医院就诊流程进行重组,再结合高端通信设备和智能医疗设备的应用,根据医院的实际情况,从患者的最大利益出发,同时关注医师、护士、药师的可操作性,并将有利于医院发展的几大元素紧密、有效地结合起来,将会形成一个优质、高效的医院管理体系。

随着社会经济及科学技术的持续发展,人们对医疗卫生方面的需求逐渐多样化、个性化,现代医院特别是综合性医院,其医疗分工日益细化,对医疗服务的效率要求也日益提高,这都需要依托大规模的组织结构作为保证。职能型的组织结构把医院划分为不同的功能部门,每个部门都有明确的职责,将组织划分为许多职能单元。医院部门分工过细,配置不够合理,甚至两个紧密相关的部门因为某些特殊因素而被分派到不同的单位,造成患者东奔西走,浪费大量时间、精力,甚至耽搁就诊的最佳时间。

医院管理体制的先进性要与通信设备和医疗器械的先进性相匹配,而医院的信息化水平与医院的流程管理有着紧密的联系。科学流畅的流程必须依托信息技术的支持,而健全的信息系统也必须借助合理的流程来体现。因此,医院的工作流程是否科学、简洁、快速,将直接决定患者的就医流程是否流畅,以及辅助科室对患者的检查和治疗是否正确、全面。所以,流程重组与信息技术是相互补充的,二者都是不可或缺的。

(四)医院药房流程重组

医院药房是医院药学部门的俗称,是医院一个重要的业务部门,它集药品采购、供应、调配、制剂和临床应用于一体,涉及药事法规、经济管理、物流管理、临床药学、药学信息和药学科研等诸多领域,其流程的多样化、复杂程度远非普通企业可比。面对当前医改新形势和新挑战,医院必须对药房的业务流程进行再造和优化,医院药房流程重组(PPR)便应运而生。

PPR充分利用信息技术,运用各种管理手段对医院药房现有的各种流程进行再造与整合,从而提高效率、节省成本并解决现有问题,实现医院药房的科学发展,以便更好地为患者服务。

医院药房作为医院面向社会和患者的窗口之一,其工作质量的好坏与医院的整体形象和竞争实力息息相关。寻求适合医院发展的医疗服务模式,制定科学合理、可持续的质量监控方法和标准将是今后医院适应国家医疗改革的迫切需要。

二、流程重组的本质与作用

(一)流程重组的核心原则

业务流程重组的三个核心原则是:坚持以人为本的团队式管理原则、坚持以流程为中心的管理原则和坚持顾客导向的原则。

1.坚持以人为本的团队式管理原则

团队是由数量较少、具有互补技能的人组成的,致力于共同的目的、绩效目标和工作方法,并共同承担责任。通过激励措施,最大限度地释放个人的创新能量,使员工的个人事业追求与组织目标相一致,团队将形成一个为共同目标协同努力的自我控制、自我发展的机制。

2.坚持以流程为中心的管理原则

在传统组织中,流程被割裂、散落,隐含在职能部门的功能体系中,成为片段式的任务流,运行效率低,衔接不顺畅,脱节和冲突司空见惯。而以流程为导向,就是通过打破原有的职能和部门界限,将割裂的流程重新组织起来,以全新的、完整的方式运转,使其成为连续的可以真实观察、控制和调整的流程,并面向流程建立组织机构和管理模式,员工的思维方式和组织文化也随之发生根本性变化。管理的核心是流程,专注于流程是管理者首要的、持续的责任。

3.坚持顾客导向的原则

以顾客为中心,意味着在判断流程绩效时,要站在顾客的角度考虑问题,从顾客需求出发,以顾客满意为归宿。必须使各级人员明确,组织存在的理由是为顾客提供价值,而价值是由流程创造的。只有改进为顾客创造价值的流程,改革才是有意义的。顾客需要的是流程的结果,过程与顾客无关,因此任何流程的设计和实施都必须以顾客需求为驱动,以顾客满意为导向,这是流程再造成功的保证之一。

(二)流程重组的具体策略

业务流程重组主要通过消除非增值流程和调整核心增值流程来实现,并且需要在突破性重组与连续性改进中寻找均衡,具体策略包括以下六项。

第一,废除。对于服务增值无效的环节,通过一个可量化的分析框架,消除服务流程中的非增值活动和等待时间。

第二,改变。对服务流程中各项活动之间的关系进行重新处理,一是改变原流程中服务活动的先后顺序,产生一个高效运作的新流程;二是改变服务活动之间的逻辑关系,这一策略主要是将原服务活动之间的串联式改为并联式,并运用"并行工程"提高流程的运作效率。

第三,简化。一是成本导向的流程简化,即通过成本分析,识别并减少那些导致投入增加或成本上升的因素;二是时间导向的流程简化,特别是注重对整个流程中各环节占用时间及各环节之间的协同时间进行量化分析;三是患者导向的流程简化,以满足患者的需求为前提,在不影响技术规程的基础上简化工作程序或环节,尽可能减少非增值性工作。

第四,合并。在一定条件下,将分散在不同部门、由多名专业人员完成的几项服务压缩成一项相对独立的任务,由一个人或一个团队来完成,以提高工作效率。

第五,分散。将现在集中的部分服务职能或部门加以分散,出发点是为了直接面对患者,提高患者的满意度。

第六,增加。根据服务流程重组的需求,增加相应的部门、项目或制度等。

(三)流程重组实施时的关键点

1.基本的思考

在着手重组前,必须就重组工作如何运作提出一些最基础问题,通过对这些问题的挖掘,关注工作时因循沿袭的规则和条框。结果可以发现,有些规则是过去的,有可能不适应当前的形势,或是错误的。如果进行重组,就要突破原有的条框,而且不应以现有的事物为起点。

2.显著的绩效

流程重组并不是要在绩效上获得点滴的改善或缓慢的提高,而是取得显著的改进或突破性的提高。

3.以流程为导向

目前,多数工作并不"以流程为导向",而是忙于应付现有的工作任务,重视人事调动和组织结构,忽视流程。流程重组突出强调"以流程为改造对象和中心、以关心顾客的需求和满意度为目标",对现有的业务流程进行根本性再思考和彻底再设计,利用先进的信息技术及现代化的管理手段,最大限度地实现技术上的功能归集和管理上的职能整合,建立全新的过程型组织结构,从而实现经营在成本、质量、服务和速度等方面的改善。

(四)信息技术对流程重组的作用

BPR 理论有了信息技术的支持才会取得卓越成效,使组织在市场竞争中获取强有力的优势。信息系统的应用可以省去信息传递的中间环节,避免信息的重复录入,还可以省去信息的校对环节。此外,信息系统的应用还可以促进信息的交流与共享,提高信息流通的效率,增强组织的灵活性。在优化业务流程过程中,我们逐步发现,组织离开信息技术的支持来实施重组是非常困难的,离开流程重组的信息化建设也会因缺乏目标与导向而致使信息化的发展相对组织的发展而言未能达到预期效果。因此,信息化建设与流程重组是相辅相成的,业务流程重组为组织的信息化建设提供执行标准和前提条件,而信息化建设是业务流程重组的有力支持。

另外,医院信息化建设与业务流程重组的关系也在国内得到了广泛的研究。BPR 是医院信息化建设的前提和关键,BPR 应用于 HIS 的关键之处在于加强业务流程重组意识、规范医疗流程和推动流程重组。新的流程需要有新的信息技术给予支撑,信息技术拓展了业务流程重组的广度,流程重组由原来局限于某组织的单个部门拓展到部门之间、组织之间,利用信息支持手段进行信息交换和协同工作;同时,信息技术加大了业务流程重组的深度,使组织的流程效率不断得到提高。

三、流程重组绩效评价

绩效,从文字上来理解,其包含成绩和效益两个意思,是组织或个人为了达成某种目标而采取各种行为的结果。在经济管理活动方面,绩效是指社会经济管理活动的结果和成效;在人力资源管理方面,绩效是指主体行为或者结果中的投入产出比;在流程重组方面,绩效则是衡量流程重组实施后的效果,是一个包含多元目标的概念,其复杂程度是由流程本身决定的。

从管理学的角度来看,绩效是组织期望的结果,是组织为实现目标而展现在不同层面上的有效输出,它包括个人绩效和组织绩效两个方面。组织绩效实现应在个人绩效实现的基础上,但是个人绩效的实现不一定能保证组织是有绩效的。如果组织的绩效按一定的逻辑关系被层层分解到每一个工作岗位及每一个人,只要每一个人达到了组织的要求,组织的绩效就会实现。

绩效评价是指运用一定的评价方法、量化指标及评价标准,对组织或个人为实现其职能所确定的绩效目标的程度,以及为实现这一目标所安排的预算的执行结果进行的综合性评价。绩效评价的过程就是将工作绩效与要求其达到的工作绩效标准进行比对的过程。绩效评价是管理中的重要一环。对个人绩效的评价,目前世界上大多数企业已经从单纯的人力资源评价上升到领导、同事、组织的综合评价。对组织绩效的评价,同样需要上级部门、合作单位、同类组织、顾客及员工的综合评价。

四、医院药房流程重组存在的问题

随着医改的不断深入,医院药房的发展机遇与挑战并存,在流程重组中总会存在这样或那样的问题。

(一)管理理论不足

目前,医院药房从主任到一线员工,几乎都是主修药学专业的药师,很少有经过管理学系统培训的人才,从而造成了管理理论的普遍缺乏,且在管理方法和管理工具的应用上存在一定的不足。要解决这个问题,唯一的方法就是学习,通过学习先进的管理理论,特别是学习先进企业的管理理念和实践经验,以弥补自身的不足。

(二)流程复杂

与企业相比,医院药房部门较多、分工较细,各部门工作互相交叉、依赖,流程复杂,导致普通员工很难了解全部流程或流程的全部,而管理者也很难洞悉流程的运作细节。

(三)流程实施不力

医院药房流程复杂,且服务对象主要是患者,再加上员工理论水平和素质不一,以致员工在日常工作和处理问题时并未完全按照标准流程进行操作。

(四)信息技术的应用有限

信息技术是当今医院药房流程重组必不可少的要素之一。部分医院特别是基层医院,由于信息人才缺失、信息技术投入不足,在流程中未能充分利用信息技术,从而出现效率低下、信息不对称、员工各自为政等问题。流程重组不能忽视信息技术,忽视信息人才和忽视与信息技术的结合,可以肯定的是,没有信息技术的流程重组是不完美的。

(五)过度依赖信息技术

信息技术是流程重组中的一个重要工具,但绝不是流程的全部,更不能替代流程。流程重组的核心是流程的调整、充实和完善,过度依赖信息技术会导致事倍功半的后果。医院药房流程重组要根据自身的人员、场地、资金、技术和工作量等来选择合适的信息技术,即信息技术必须与当前的工作要求相一致。

第二节　医院流程重组的实施

一、输入环节

目前,国内医院的药品物流一般分为"药库-药房-科室"三级结构,大部分通过 HIS 进行统一管理。传统的 HIS 专注于患者的诊疗环节,专注于医嘱、处方在院内的流转,对药品流通环节的管理较为宽松,仅做到账目的记录,对药品物流过程管理的支持偏弱。

(一)入库验收

药品的入库工作是保证药品质量,减少差错,防止假药、劣药进入医院及保证临床用药安全的重要步骤。药品入库包括药品物流入库与信息入库,其需要依托一定的物流设备、条码系统和管理信息系统,通过优化药品入库环节的验收、上架、入库、存储等作业过程,从而实现药品物流的入库与信息流的导入。药品的入库管理不仅要求作业精细,而且需要较高水平的信息化系统的支持。

药品到货后,收货人员根据供应商提供的随货同行联核实药品实物,依据运输凭证核查运输方式,做到票、账、货三者相符。核实内容包括药品名称、规格、批号、数量、收货单位和地址、联系方式、发货日期、运输方式等。

1.实现方式及技术手段

验收入库主要包括传统的手工入库与智能化入库两种模式,而智能化入库模式则可以通过局域网条件下的 PDF-417 条码格式入库与互联网条件下的 Data-Matrix 条码格式入库两种方式实现。

(1)传统手工入库模式

在传统医院药库运营模式中,药品入库信息通常采用将纸质单据内容手工输入 HIS 的方式。在整个药品供应链流程中,供应商会将药品和随货同行联一起送达。随货同行联上印有该批次药品的详细信息,如药品名称、批号、有效期、数量,以及对应的发票等相关信息。药库管理人员在收到货物的同时需要验收实际到库药品,并确认与随货同行联上的信息是否相符。在验收无误后,药库管理人员还需将入库药品信息手工输入 HIS,才算完成此次入库。

(2)智能化入库模式

所谓智能化入库模式,是指通过综合应用互联网技术及国际物品编码协会(GS1)标准条码管理体系来实现药品入库信息的快速录入,其极大地提高了药库管理的精细化水平及运行效率。

便携式手持移动终端设备(如 PDA)的发展为智能化入库奠定了硬件基础,与此配套开发了院内药品物流管理软件(App),结合药品验收、上架、拣货、复核、盘点等药剂科业务流程的各个环节,可以实现全流程的无纸化操作,进而形成一体化的药品物流闭环追溯管理体系。

在实际操作中,当供应商将药品配送到医院时,验收人员使用 PDA 扫描包装箱上的物流信息码,即可获取该箱药品的收货信息,并依据此信息对实物药品进行核对,经核对无误后点击确认,入库信息即通过电子数据交换(EDI)的形式自动传递给 HIS,从而完成信息的快速录入。

根据不同医院的网络情况,智能化入库模式可以通过以下两种途径来实现。

(1)局域网条件下的 PDF-417 条码格式入库

在仅有无线局域网的药库中,药箱条码采用 PDF-417 格式,将收货的所有信息如药品名称、规格、产地、批号、数量、供应商等信息通过一定的规则组成条码。收货时,收货人员使用 PDA 对药箱上的条码进行扫描,系统 App 对条码内容按照规则进行解析,经确认后,入库信息即通过电子数据交换的形式传递给 HIS。

(2)互联网条件下的 Data-Matrix 条码格式入库

在具备无线互联网条件的药库中,可以使用 Data-Matrix 条码系统进行入库作业。供应商在发货时,将二维条码标签粘贴于药箱上,该二维条码关联的是药品的医院端入库信息。发货后,供应商将该信息上传到云平台,并进一步传输到医院端对应的服务器前置机中。当药品送达医院药库之后,药库验收人员使用 PDA 扫描药箱上的条码,系统 App 通过云平台获取当前药品的入库信息,核对无误后确认收货上架,HIS 即完成收货作业。

2.结论评价

传统的手工入库相对比较原始,在进行人工操作时,既要将随货同行联与实物药品信息进行核对,又要手工将随货同行联信息录入 HIS,耗时多,工作烦琐,占用药库工作人员大量时间,人工成本过高。

而采用智能化的条码验收入库模式,收货人员在进行扫码作业后,收货信息直接生成药库的入库清单,自动导入 HIS 并生成入库信息,无须人工入库操作,可以减少因反复手工操作产生的差错及药库工作人员的工作量,极大地提高了药库的工作效率与管理效率。相较于手工入库,智能条码验收入库需要在前期投入一定的成本:①条码入库管理系统;②条码采集器(如 PDA)若干;③医院内外网无线接入端口。

(二)预处理模块

针对医院药剂科、门诊、病区、PIVAS 用药现状中存在的需求,研究人员设计了医院药房药品预处理模块,其可以在药品进入医院药库后,根据需求对药品进行拆包、打包及赋码等预处理,既方便药师和患者,又能提高服务质量。

1.实现方式及技术手段

(1)拆包处理

①药库拆外包装处理。药品外包装在物流仓库及运输途中可能受到污染,不利于维护药库药品的储存环境,同时为了达到更高的管理水准,故药库在收货时可实施拆外包装预处理。

拆包装工作需要在专门设定的区域内进行,一次只对一个批次的药品进行拆包。在拆包工作前,应先检查药品外包装有无水渍、浸湿、变形等。在拆包时,先小心拆开药品外包装,避免对箱内药品造成损伤;然后清点箱内药品数量并检查药品内包装是否完整,以免出现箱内数量与订单数量不符的情况。

②针剂拆零处理。对于发往药房的针剂,在药品出库后,需要进行拆零拆外包装处理。一方面,检查其外观、质量:针剂的包装是否完整,包装形式是否有变化,包括是否压扁,是否有水渍、霉变等;针剂的性状是否有变化,包括变色、混浊等。另一方面,若针剂有瓦楞纸箱包装,则需要在针剂进入药房二级库之前拆开纸箱,将药品连同内包装集中放于一容器内(如塑料周转箱),防止将瓦楞纸板带进二级库。

部分医院药房没有专业的拆零工作及拆零区域,通常会存在以下主要问题。

第一,拆零针剂储存不规范。有些拆零针剂在储存方面有特殊要求,如需避光、阴凉、冷藏,拆除原内包装,会增加这类药品质量发生变化的概率,从而给拆零针剂的管理理下很大的隐患。

第二,不同品规、批次的针剂同时拆包。部分药师为图方便,在操作台上同时拆零不同品种的针剂,而部分不同品规针剂的外观十分相似,一旦药师疏忽大意,就易发生混淆,进而造成医疗事故。此外,不同批次的药品混合,可能因缺乏专业的有效期管理而导致药品过期失效。

第三,无独立的拆包专区。部分医院将药品瓦楞纸外包装带入二级库中并与其他针剂混合存放,或直接在二级库中进行拆包作业,而没有设置专门的拆包操作台,拆包产生的包装及纸屑就会影响二级库的洁净度。

拆包工作需要在专门的拆包间或区域内进行,并配备拆包台。例如,根据需要可配备细胞毒性药品及肿瘤药品专用拆包台。拆包台配备大功率离心风机,可以使台面部分处于负压状态,吸除拆包产生的毒性粉尘、纸屑,从而减少药师的职业暴露伤害。

拆包完成后,应严格按药品的保存条件进行储存,需特殊保存的针剂还应配备冷藏柜或避光设施等,以保证药品的储存条件符合要求。当拆包的药品中有近效期药品时,应采用近效期标签等方式将其标注出来,以便有效期管理人员进行管理。

③口服药品拆零分包处理。为了便于药品管理及临床用药安全,药师在根据实际情况进行调配前,将口服药品的原包装预拆封后非整包装使用。

准备工作:药品拆零操作应在符合条件的拆零场所进行。我们建议药房配备摆药间及专用操作台,并添置分包机、剥药机、数药机等相应的设备、器材,以及配备足够的货架与药盒来存放药品。

拆零工作:在进行药品拆零工作时,应做好拆零记录,内容包括拆零药品的通用名、生产厂家、规格、数量、批号、有效期、拆零日期、登记签名等。使用自动剥药机进行拆零,一次只进行一种药品的拆零工作。在拆零后,除装入分包机外,其余药品均需放入储药瓶中,并注明药品的生产厂家、批号、有效期、拆零日期等内容,同时保留原包装的标签。

分包工作:为保证洁净度,应使用分包机对药品进行分包。分包机在接收到HIS发送的处方信息后,自动分包并在分包袋上打印患者姓名、处方号(病历号)、药品名、规格、数量、用法用量、有效期、发放日期等基本信息。若出现分包机无法处理的非整片情况,则需要药师手工摆药槽进行分包。

(2)打包处理

经处方用药频次大数据分析发现,部分药品经常出现多盒发放的情况。为提高处方处理、出药效率,可以结合自动发药机的打包药品发药功能,采取部分药品打包出药处理的方式。

药品打包的种类及数量可根据医院的具体需求来确定。在确定打包药品的品种时,需要注意四点:该药品长期以来单处方出药量大;该药品包装规则,容易打包;该药品的包装体积适宜;药盒有一定的硬度。

打包机的功能是加固包装物品,既避免物品在搬运过程中及储存时因捆扎不牢固而散落,同时还能使捆扎整齐、美观。

(3)赋码工作

为了便于医院药房自动化管理,应对药库出库药品进行赋码。条码由两部分组成,分别为二维条码区与可识读信息区。药师可直接扫描二维条码区获取药品信息;在没有扫描器时,药师读取可识读信息区也能方便地获取该条码的部分信息。

在加药上架、拣药下架、核对发放时,药房工作人员都需要扫描该条码进行信息记录。

第一,在加药时,直接扫描条码进行加药即可获取该药品的基本信息,无须药师在机器上手工输入信息,这可以极大提高工作效率并减少人为操作产生的错误。

第二,在调配发药时,扫描发放清单与药品条码即可将清单与药品绑定。当需要追溯时,通过系统查询即可准确获知哪一个药品被发放给了哪一位患者。

目前,常见的赋码方法可分为自动化流水线式标贴与单体打印机手工标贴两种。条码包含每盒药品的物码、批号、有效期、序列号等信息,可用于药品全程化流通及追溯环节等。

①自动化流水线式标贴。自动化流水线适用于整件批量贴标。作业时,将同批次药品排于自动贴码机的工作台上,并将该件药品的基本信息输入贴码机的计算机端,然后贴码机自动将排好的药品张贴上相应的条码。②单体打印机手工标贴。单体打印机适用于散件量少的情况,为人工手动标贴。通常药库管理系统中内置有条码打印模块,无须人工输入药品信息即可打印条码。

2.结论评价

预处理模块的拆包、打包和赋码三个模块是相辅相成的,药品入库时进行拆外包装预处理,然后根据药品院内流通情况对药品进行拆包、打包及赋码处理。

(三)储存管理模块

药品从流通企业到医疗机构,或从药库转运到调剂部门,经验收入库,即进入药品的储存管理模块。

药品储存是指药品在从生产企业到消费领域的流通过程中经过多次停留而

形成的储备,是药品流通过程中必不可少的重要环节。药品的储存管理模块是一个承上启下的模块,一方面,需要将验收合格的药品加以分类储存,使之符合储存要求;另一方面,必须科学地上架与定位,有助于在下一环节方便、快速、准确地获取药品。

由于药物具有特殊性,易受温度、光线、湿度等环境因素的影响,在储存过程中会发生物理、化学及生物学等变化。药品储存不当,会使有效期缩短、疗效降低、不良反应增加,甚至危及患者生命。因此,要保证药品的质量,必须有科学的储存方法及条件。根据《中华人民共和国药典》《中华人民共和国药品管理法》《中华人民共和国药品管理法实施条例》《医疗机构药品监督管理办法》等法律法规的要求,药品储存应着重以下三点。

第一,药品库房应符合要求。药品的堆放应保持一定距离,库房应具备防冻、防潮、防虫、防鼠等条件。

第二,药品应分类存放。库存药品应按普通药品和特殊管理药品(麻醉药品、精神药品、医疗用毒性药品、放射性药品等)分类存放,以及药品与非药品分开、内服药与外用药分开等。

第三,药品应按储存条件分别存放。温度要求:常温库 10～30℃,阴凉库不超过 20℃,冷库 2～8℃;相对湿度 45%～75%;分药品应注意遮光和密闭。

药品储存是药库的主要工作之一。在调剂部门(门诊药房、急诊药房、病区药房、静配中心),药品储存同样是一个重要环节。药品被放到调剂区域的药架或者自动发药机也属于药品的储存环节。这些储存环节只是规模不同而已,其要求和技术手段是基本一致的。

二、加工环节

加工环节是指药品及信息从存储输入至发放输出之间的处理过程,主要包括智能排号系统、HIS 信号接收匹配系统、审核系统、调配系统、传输系统及缓存系统。智能排号系统将信息智能、合理地分派到接收系统后,通过 HIS 信号接收匹配平台进行信息接收交互,然后药师在审核系统中对处方或医嘱进行审核,确认无误后即进入药品调配环节,再利用各种传输方式,最终将药品传送至缓存处。

(一)智能排号系统

智能排号系统又称排队叫号系统,该系统利用计算机的科学管理功能代替人为排队,是集电子技术、光电子技术、计算机技术、网络技术、多媒体触摸查询技术等高新技术于一体的控制系统。

长期以来,患者在相关办事窗口会面临排队等候人数过多、拥挤程度过高、排队时间过长的情况,这极大地困扰着患者及管理人员。为改善服务质量,树立良好的形象,彻底解决传统排队模式和业务办理中的各种问题,创造一个人性化的服务环境和舒适、公平、友好的等候环境,必须提供智能化的新型排号服务系统。

药学服务是医院医疗工作中的一个重要环节,日常就诊、治疗、护理工作都与药学调剂有很大交集。由于药品需求量大,各环节的工作要点、时间需求、服务对象均不相同,传统的人工处理药品的模式早已不能很好地满足日常所需。现阶段各级医院的调剂部门主要由门诊药房、病区药房和静脉用药调配中心组成,并辅以各功能性较强的卫星药房。根据某机构 2015 年对全国三甲医院门诊量统计结果可知,门诊量超过 5000 人次/日的医院至少有 60 家,再加上临床对输液和单剂量药品的需求,医院药学服务部门面临着巨大的调剂压力,故需要妥善处理好调剂工作的优先次序。以门诊患者为例,在就医过程中面临"四长一短"(挂号排队时间长、候诊时间长、缴费时间长、取药时间长、就诊时间短)问题,药房作为终端服务窗口,则面临医患问题、时间问题和排队问题;而诸多病房对所供应药品的数量、时间、效率和准确率均有要求,这对病区药房和静脉用药调配中心的药品流动工作来说也是一个巨大的考验。因此,将智能排号系统加入整体流程体系中,可以提高工作效率,减小调剂压力,优化服务流程,改善工作环境。

(二)HIS 信号接收匹配系统

在医院药房的工作流程中,HIS 是一款占据绝对核心地位的功能性软件。HIS 利用计算机和通信设备,为医院所属各部门提供患者诊疗信息和行政管理信息的收集、存储、处理、提取并满足授权用户的功能需求的平台。它的主要目标是支持医院的行政管理与事务处理工作,减轻事务处理人员的劳动强度,提高医院的工作效率,辅助医院管理,从而使医院获得最佳的社会效益与经济效益。HIS 中的药房管理系统主要包括数据准备及药品字典、药品库房管理功能、门(急)诊药房管理功能、住院药房管理功能、静脉用药调配中心管理功能、药品核算功能、药品价格管理功能、合理用药咨询功能等。在药品调剂环节,HIS 协助药师处理与临床科室有关的所有药品数据并展现在药房电子设备上,同时将药师的工作需求和处方中出现的问题及时反馈至医护人员。

在传统的医院药房调剂模式中,药师利用 HIS 中的药房系统进行相关的操作。但是,由于 HIS 中药房系统的单一性和局限性,其越来越不能满足现代药房调剂工作的信息需求。因此,在符合《医院信息系统基本功能规范》的基础上,医院亟须建立一个药房独立数据平台,打造一个功能完善、体系稳定的药房数据接收匹配终端,并与 HIS 在药学领域进行可行的信息交互,以使药房本地化的硬件设备与医院大型服务器云端处理模式相结合,及时接收用药情况、临床需求、患者信息、流程变化等工作数据并反馈给调剂过程中的药师,使之能及时做出必要的工作响应和处理,这是现代药房流程管理中非常重要的一环。

根据《医院信息系统基本功能规范》中"药品管理分系统功能规范"的要求,HIS 中的药房系统能为药品信息、处方信息、收费信息、发药工作、账目管理等提供基础性的工作支持;而对大量的数据性工作进行更细化的深度处理,则需要药房具备独立的信息平台。

鉴于医院药房数据管理的特殊性和安全要求,单纯建立一个数据处理平台并不能最大限度地满足医院药房的需要。在日常调剂工作中,药师不仅需要读取大量的信息,而且调剂工作十分繁重,从而导致差错发生率上升、工作满意度下降,进而影响窗口药学服务的完成度和药学服务的质量。因此,药房需要合理地运用信息技术,对医院数据管理层面负责,切实做好药房数据的上传和保障工作;同时,对药师调剂过程中所需了解和利用的药房数据进行规范化处理和输出,以帮助药师用最少的时间和最精简化的数据流来获取必需的信息。此外,解决好药房数据平台与 HIS 的信号接收匹配是整体工作中非常重要的一环。

(三)处方审核系统

处方是指由注册的执业医师和执业助理医师在诊疗活动中为患者开具的,经由取得药学专业技术职务任职资格的药学专业技术人员审核、调配、核对,并作为患者用药凭证的医疗文书。《中华人民共和国药品管理法》《处方管理办法》等法律、法规提出药师必须对处方进行审核,其中《处方管理办法》明确规定,药师应当对处方用药适宜性进行审核,审核内容包括处方用药与临床诊断的相符性;剂量、用法的正确性;选用剂型与给药途径的合理性;是否有重复给药现象;是否有潜在临床意义的药物相互作用和配伍禁忌等,经处方审核后,认为存在用药不适宜时,应当告知处方医师,请其确认或者重新开具处方。审核的处方包括医疗机构门诊的处方及病区用药医嘱单。

处方审核是药品调剂过程中的一个重要环节,是规范处方管理、提高处方质量、促进合理用药、保障医疗安全的重要手段。然而,目前医疗机构审方仍缺乏标准化的处方审核规范,存在处方审核不到位等现象,其中比较突出的问题主要体现在以下三方面。

第一,部分医疗机构处方审核仍处于缺失状态。部分医院药师配备不足,医院药师每天需要面对大量的处方调剂工作,尤其是基层医疗机构,因而存在严重的审方缺失现象。

第二,处方审核停留于形式审方。虽然目前部分医院建立了处方审核制度,但真正做到规范审方的医疗机构仍屈指可数,如存在仅从处方书写规则角度来审核处方的"形式审核",而未真正开展"用药适宜性审核"等现象。

第三,处方审核后干预效果不理想。药师审方发现问题,如适应证不符、用法用量不合理等问题,当与医师沟通时,由于医师对处方审核认识不足,从而导致处方审核后干预效果不理想。

那么,如何开展处方审核,提高处方审核的质量呢?各医疗机构可以根据自身条件选择合适的处方审核模式,包括合理配置处方审核的时机、形式和手段,优化处方审核流程,保证处方审核的可操作性,以提高处方合格率,促进合理用药,保障医疗安全。

1.实现方式及技术手段

(1)处方审核的一般流程

处方审核的一般流程如下:

步骤1:处方的接收—药师接收待审处方。

步骤2:处方的审核—审方药师对处方的合法性、规范性及适宜性这三个方面依次进行审核,若任何一个方面发现问题,则该张处方审核不通过;反之,则该张处方审核通过。处方审核完毕,审方药师在处方上签名。

步骤3:处方审核后处理。审核通过的处方,传给调剂药师调配处方。审核未通过的处方,药师将处方退回给开方医师,并告知不能调配的原因。

(2)处方审核的手段

处方审核的手段包括人工审核和人机结合审核两种模式。人工审核是指由经培训的审方药师对处方的合法性、规范性及适宜性进行审核。人机结合审核是指由合理用药系统根据预设的警示等级对处方先进行筛选,然后由审方药师进行审核。合理用药系统是一个根据临床合理用药专业工作的基本特点和要求,运用信息技术对科学、权威和不断涌现的医药学及其相关学科知识进行标准结构化处理的数据库应用系统。该系统可实现医嘱自动审查和医药信息在线查询,及时发现潜在的不合理用药问题,帮助医师、药师等临床专业人员在用药过程中及时、有效地掌握医药知识,预防药物不良反应的发生,促进临床合理用药。该系统采用计算机数据库等技术,按照医学、药学的专业审查原理,以医学、药学专业知识为标准,在录入医嘱时能提供相关药品的资料信息,并对医嘱进行药物过敏史、药物相互作用、禁忌证、副作用、注射剂体外配伍等方面的审查来协助医师正确地筛选药物和确定医嘱,并在发现问题时能及时给予提醒和警示,以减少差错的发生。目前,嵌入 HIS 中的合理用药信息支持系统主要包括"大通合理用药监测软件""美康合理用药监测系统""逸曜合理用药系统"等,它们均可提供药品适应证、用法及用量等基本信息,及时提醒处方中药物的相互作用和配伍禁忌;通过系统限定医师麻醉药品处方权及抗菌药物处方权;系统根据给药剂量、频次及给药天数自动计算处方量等。

人机结合的审核模式可以弥补药师个人审方时药学知识储备的不足,提高审方效率与审方质量;但是,这种模式也存在一些缺点,如目前部分医疗机构的诊断信息尚未标准化、结构化,合理用药系统很难判断用药与诊断的相符性,故在这些方面还需结合药师人工审核的模式。

(3)处方审核的形式

处方审核的形式包括单张处方审核和处方集中审核。单张处方审核一般指药师接收到处方(纸质或电子处方)后,由审方药师审核签字确认后再进行调剂。处方集中审核一般由审方中心药师对处方进行审核。审方中心包括医疗机构内部的审方部门、远程的区域审方中心等。近年来,随着"互联网＋"模式的推进,很多机构正积极探索远程的第三方审方平台的审方新模式。审方中心审核模式一般是基于对电子处方的审核,各级医疗机构可以根据自身药师配备的数量及药师的审方能力选择不同的处方审核形式。

(4)处方审核的反馈机制

对于处方审核结果中的不合理处方,药师可以通过口头或文本信息的形式直接告知医师或者通过患者转告医师,将不合理的内容进行反馈。采用什么反馈机制与处方审核的时机有密切关系。例如,对于收费后的审方模式,药师一旦发现处方不合理,必须告知患者处方的不合理情况,并请医师修改处方;而患者必须退费,作废处方,再到医师门诊诊室重新开具处方。通过患者转告医师的反馈方式,一方面,会使患者质疑医师的诊疗能力,并使患者在医院内往返奔波,易产生医患矛盾;另一方面,药师为避免矛盾激化,常常会出现处方审核执行不到位的情况。而对于收费前的审方模式,药师可以将不合理的处方信息直接反馈给医师,医师可以及时修正处方。这种反馈模式可以避免直接告知患者不合理处方带来的弊端,并提高处方审核的效率。

(5)处方审核的时机

根据处方审核在处方流转中的切入时机,可以将处方审核分为收费后审核和收费前审核两种模式。

①收费后审核模式。该模式是目前医疗机构普遍采用的审方模式。其具体流程为:医师开具处方;处方传至收费部门计费;药师对收到的单张处方按照"处方审核的一般流程"进行审核。该审方模式对医疗机构的硬件配备要求较低,既可以针对纸质处方,也可以针对电子处方进行审核,在形式上可以满足处方审核的基本要求。但是,该模式下药师处方审核环节滞后,当处方不合格、需医师做出修改时,由于处方已经计费,必须告知患者处方存在的不合理情况,就会产生一系列问题。

②收费前审核模式。该模式又称前置审方,一般针对的是电子处方,常采用人机结合及审方中心审核的模式开展处方审核。其具体流程如下为:第一,医师开具处方。医师在工作站开具电子处方并提交,处方信息传至处方审核中心。第二,处方传至审方中心后,可以由合理用药系统对处方进行筛选,对不合理栏目进行警示分级。审方中心可以自行设置警示等级,对于高于警示等级的处方,如配伍禁忌、过敏反应等,处方审核系统无法通过或医嘱/处方无法保存及传送。第三,不合格处方的处理。对于未通过审核的处方,在系统中注明原因后传回医师工作站,同时系统将该处方信息通过"消息框"传至医师工作站界面并提醒医师修改处方;医师修改后再次提交至审方中心,重新进入处方审核系统进行审核。第四,合格处方的处理。合格处方经药师电子签名后传输至下一环节,收费后再传送至调剂部门调剂药品。通过审核的处方可进入收费环节,未通过审核的处方在收费系统中提示药师审核中。

该审方模式对不合格处方采用直接告知医师的反馈机制,避免直接告知患者处方中存在的不合理用药问题,减少了患者对医师的不良情绪,可以有效避免医患矛盾;同时,该审方模式可以减少患者在医院内往返奔波,简化就医流程,从而提高患者的满意度。此外,该模式还能真正发挥药师处方审核的作用,促进合理用药。

但是,该审方模式对信息系统设置的要求较高。患者从医师开完医嘱至收费处付费的时间需要大于处方传输及最后审核通过的时间之和,否则会出现患者到收费处付费但处方还未审核完毕的情况,从而延长患者的等待时间。

收费前处方审核模式是一种新兴的审方模式,在不久的将来会有越来越多的医疗机构实践这种模式。该审方模式是机审与人审的结合模式,可弥补单独机审与单独人审的不足。对处方进行收费前干预,将审方关口前移,就处方存在的问题及时与医师沟通,可以有效提高医师的药物治疗水平和处方的合理性,保障患者用药安全、合理,同时减少因不合理用药产生的医疗纠纷。

2.结论评价

不同等级的医疗机构根据自身的审方硬件与软件,可组合不同的审方手段、审方形式,并开展不同模式的处方审核流程。

按照审方时间分类,目前开展处方审核的医疗机构大部分采用收费后的审方模式;有合理用药系统的医疗机构,仍处于收费后审方的过渡状态;仅小部分医疗机构对部分处方/医嘱采用收费前审方模式。

(四)调配系统

调配系统是指药师在对药品进行库位分类存放和有效期管理之后,调剂药师根据有效信息将所需药品从库位中选取出来的过程。在门诊药房,调剂药师调配药品的有效信息为医师开具的规范、合理的处方;在病区药房及静脉用药调配中心,调剂药师调配药品的有效信息为住院医师开具的用药医嘱。对于不规范或者不能判定合理性的处方及用药医嘱,调剂药师不予调配。

1.实现方式及技术手段

随着医疗体制改革和医院改革逐步向信息化方向发展,自动化、数字化已成为医院药房管理模式的发展趋势。借助计算机信息技术、自动化技术和机械加工技术,国内医院药房配置的自动化智能药品存储设备越来越多,使药房调配系统更具科学性、高效性和安全性。

在调配系统中,人工调配是最基础且最普遍的调配方式,是药师根据规范、合理的有效处方信息人工选取药品的过程。

(1)机械手式自动发药机

随着设备的机械化程度不断提高,自动发药机很好地解决了库架和人工调配两方面问题。目前,市场上主要有机械手式和储药槽式两种自动发药机。机械手式自动发药机运用机械手在一个三维空间里根据指令自动运转,通过真空吸附与机械手挟持协调动作,可以实现药盒搬运的操作,且可以进行360°旋转。机械手式取药系统的典型代表是由德国ROWA公司研究开发的。

(2)智能盒装发药机

近年来,我国根据本国药房的实际情况研发出一款智能盒装发药机,其盒装药储存单元为系列标准药槽。利用盒装药的自身重力使药品自行下落,同时取药装置将掉落的药品取出,机械手则在一边高效、有序地进行药品填装工作,从而实现药品补充和储存、出药的有效管理。该发药机的上药系统能够大批量快速上药,主要是利用机械储药槽式自动发药机利用重力的原理,当取药柜中的药品将要取出时,药品会掉落到一定倾斜度的储药槽中,然后依靠取药柜内的弹簧装置将药品弹出。储药槽的布局依据主要是药盒的高度,分层主要取决于药盒的宽度,取药效率则取决于取药频率和取药槽数量。

近年来,国内外的医药工业企业发展迅速,国内已有多家公司在自动发药机领域进行了深入研究,他们采用水平动力储药槽(该储药槽能够适应更多规格药品的存储和发放),并结合智能药篮、药篮提升系统和智能传输系统等设备、设施,可以实现处方的连续自动传输,从而大大加快了自动发药机的处方处理速度,同时大幅提高了自动发药机处理处方的成方率,满足我国药房的需求。

(3)全自动药品分包机

随后面世的是全自动药品分包机。医师在 HIS 中发送医嘱信息;药房调控系统接收、监控和处理后,药师审核确认,打印出医嘱单,并将医嘱信息传送至全自动药品分包机;分包机在接收到信息之后即开始自动分包,将一次用量的胶囊或者药片包到同一个药品分装袋中,然后出口吐出一串小包装的药袋。药袋上附有详细的患者信息、药品信息、用药日期以及用法用量。

(4)智能储药机和拆零抽屉

智能储存机以垂直旋转运动为工作原理。在患者处方信息被系统接收之后,智能储存机按最快路径将药品旋转运送至药师面前,同时所在位置处的提示灯不断闪烁,药师取走药品即可。智能储存机可以同时记录药品的信息及取药时间,有利于实现药品的信息化管理,提高药品的存放率,缩短取药时间。智能储存机适用于各种针剂药品的存储。

此外,我们也可将小包装剂量的药品放置于拆零抽屉中,每个抽屉相当于一个库架,并对应相应的药品;当系统确认所需药品信息后,该药品抽屉就会自动弹出,从而避免出现人工取药差错及拆零药品混放等问题。

(5)智能静脉用药调配机器人

智能静脉用药调配机器人是一款既可以处理安瓿,又可以处理西林瓶的配药机器人。该机器人可以自动开启安瓿,用稀释剂调剂粉状药品,然后抽吸定量安瓿中的药液,并将医疗废物投入专用容器内,而无须使用注射器及人工开启安瓿。在配制过程中,人与药品完全隔离,并且可以在外部监视器中实时观察整个配制流程。

（6）双向精密配液泵

双向精密配液泵是一款能够自动转移任何静脉配制液体的小型配液系统，其自动化配制具有定量、定时和可双向抽取的特点。该配液泵的功能包括药物分配和药物溶解操作。与人工配制相比，该配液泵具有更高的配制精准度，减少反复操作步骤，可以高效、高质量地完成配液工作，并且能够快速实现静脉输液袋、注射器、弹性输注器和其他药物的制备。

2.结论评价

经济性主要从场地和成本两个方面考虑，而成本又包括售价、人力成本以及后期维修费用。人工调配适用于任何场地，但相对而言，人力成本会大幅增加。鉴于自动发药机库架以及库位药槽均需承载数以万计的药盒，因此容纳自动发药机所需的药房场地也较大，其主要适用于大面积的新建医院药房。而全自动药品分包机、智能储存机和拆零抽屉、静脉用药调配机器人和双向精密配液泵则没有大场地要求。

全自动发药机不宜存放包装不规则、体积超大或重量超重的药品，故其主要适用于门诊药房。全自动药品分包机多用于需要拆散片剂药品并进行调配的部门，因此多见于病区药房。智能储存机多用于存放针剂药品，因此适用于针剂药品使用量大的病区药房以及静脉用药调配中心。拆零抽屉多用于片剂药品拆零放置，适用于门诊药房及病区药房。静脉用药调配机器人和双向精密配液泵多用于调配液体及粉剂类需要静脉给药的药物，故多见于静脉用药调配中心。

（五）传输系统

传输系统是指调剂药师将药品传送至发放前台或药师手中的过程。随着信息化、数据化、科学化技术的不断发展，药品传输流通中的各个环节逐渐实现模式智能化，从而确保药品迅速、有效地送达目的站点；此外，智能化传输还优化了药房人力资源配置，降低了人均工作强度，缩减了药品传输时间，提高了工作效率，最终成功创建一个科学、有效、新型的现代药品传输系统。

1.实现方式及技术手段

国内大部分医院建造年代久远，药房通常占地面积小，药品的传输模式多数局限于人工传输及手推车传输方式。随着经济全球化和社会信息化的高速发展，以及人们生活水平的不断提高，医院药房传输系统改造和信息化建设迫在眉睫。随着药物品种以及数量的不断增加，如何高效地管理药品流动、保证药品传输流通顺畅已成为各医院药房面临的挑战。

（1）人工传输

随着信息技术的发展、手机 App 的应用推广及第三方抢单平台的建立，平台抢单传输模式被广泛用于药品传输。药师在平台上发布所需传输的已打包好的药品任务，传输工人通过平台抢单接收任务，并根据填写的配送地址传送至相应位置，接收方可根据工人传送时间及药品完好性在平台上对该工人进行评价。平台记录传输工人的抢单量和评价度，并与工人的绩效相挂钩，从而极大提高工人的劳动效率和积极性。

（2）传送带传输

为了减少人力劳动，提高传输效率，增强药品传输过程中的安全性，传送带传输模式被广泛用于医院药房。传送带轨道具有入主道可变规则、紧急启停控制按钮、定点智能扫描功能、自动分拨和手动紧急复位功能，同时各项传送带参数（如运距、带速、输送量、驱动功率等）可随医院药房实际需求量进行适当调整，因而实用性很强。

（3）智能化轨道小车物流传输

随着新建医院的规划和空间布局日益合理，以及旧医院改造建设的增多，智能化轨道小车物流模式在医院药房中得到普遍应用。德国研制的新型医院智能化轨道小车物流传输系统主要由轨道、小车、工作站、转轨器、空车储存站、防火门和防风门等部件组成。

（4）炮弹物流传输

炮弹物流传输系统也称气动物流传输系统，有些炮弹形状又类似胶囊，故又称胶囊物流传输系统。该系统是以压缩空气为动力，通过管道传输各种物品，并由计算机实时监控的一种自动控制系统，在鼓风机提供的动力下，通过医院内预设好的管道，任意两个工作站之间可安全、高效地传输物品。

2.结论评价

经济性主要从成本、场地和人力成本三个方面考虑。人工传输不受场地限制，其经济性主要体现为人力成本低。传送带传输成本较低，适用于小范围内的物品传输，不适用于各科室部门之间物品的传输。炮弹物流传输系统安装方便，造价相对较低，适合小型、重量轻、紧急物品的传输，但无法满足大批量物品的集中转运。轨道小车物流传输系统可以满足医院大部分物品的传输需求，可以进行集中时间段大批量物品的传输，一般安装于吊顶上，不占用公共空间，造价可根据小车及工作站点的需求量进行调整。人工传输和手推车传输的速度慢，且单次传输量受人员限制，传输过程经常受人流、排队等候电梯、走道拥挤等的影响，且物品的安全不能得到保证,如发生错送、碰撞损坏、交叉感染等事故,传输效率低。而传送带传输在加快传输速度的同时减轻了人均工作强度,但是受传送带长度的限制,只适合短距离输送,对于长距离的输送,则效率较低。炮弹物流传输系统的传输速度快,点与点之间的传输时间不超过 2 分钟,可以节约大量时间。轨道小车物流传输系统准确、平稳,可以有效避免损坏物品,且 24 小时运转,真正做到随时传输,在减轻电梯压力的同时改善就医环境及医院物流条件。

(六)缓存系统

缓存系统的概念可以从两个角度来解释,一是任务发送者,二是任务处理者。在任务发送者和处理者之间设置缓存,用以协调任务发送速度与处理速度的不一致。当任务发送速度大于处理速度时,任务会在缓存中堆积,这时发送者应减慢发送速度,处理者则要提高处理速度;反之,如果缓存中任务非常少,那么发送者应提高发送速度,处理者则减慢处理速度。如果处理是一次性的,那么缓存能降低处理的频率。在医院药房工作中,缓存系统适用于很多方面,最常见的是药品调剂与发放。调剂药师是任务发送者,发药药师是任务处理者,调剂和发放的速度往往是不对等的,因此需要设置缓存系统来协调彼此之间速度的不一致。

患者候药时间是药房服务满意度的一个重要指标,而药品调剂速度、缓存管理、发药模式等都会影响患者的候药时间。笔者将从缓存管理方面入手,对比不同缓存模式对医院药房工作的影响。医院药房可以借助自动化技术和信息化手段,优化缓存管理,提高工作效率,减轻药师的工作强度,降低差错率,从而提高患者的满意度。

1.实现方式及技术手段

(1)普通药架缓存模式

使用普通药架来摆放药品是目前大部分传统医院的缓存模式。药师调配完药品后,将药筐放到指定的架子上,也就是临时的缓存区域,发药药师从缓存架上找到药品并发放给患者。普通药架作为一种缓存工具,所需成本低,但存在传统预调配模式的弊端,如找药困难、患者排长队、药品"张冠李戴"等。以下介绍四种改进方案。

第一,优化药品摆放顺序。根据各个部门的需求及特点,制定不同的药品摆放顺序及规则,并对员工进行相关培训。例如,使用多层药架,按处方中药品的种类进行区分,单种药品的处方放在第一层,两种药品的处方放在第二层,以此类推;又如,使用单层药架,单种药品的处方叠放在第一排,两种药品的处方叠放在第二排,有冷藏药品的处方放在最后一排等。本方案可按每家医院的工作实际制订规则。

第二,采用不同颜色的药筐区分。利用色标管理的原理,采用不同颜色的药筐对应不同类别或不同数量药品的方式进行调配,也可对应不同窗口,便于药师更便捷、更准确地找到所需药品。

第三,优化药品取药窗口顺序。为不同类别的药品设置不同的发药窗口,如儿科药品专窗、注射剂药品专窗等,并优化取药秩序。该方法可提高工作效率,同时降低药品差错率。不同的发药窗口需要设置醒目的标志,如实体指示牌或电子指示牌等。

第四,配合排号系统确保发药有序。药品预配候取,结合刷卡取号、语音叫号、对应窗口大屏幕显示患者姓名等信息技术手段,通过现代网络通信技术和管理技术,使取药、发药更加有序,可以从本质上改善传统排队模式的弊端,减少混乱、拥挤、嘈杂等现象,改善患者就医环境,充分体现"以患者为中心"的服务理念,从而提供更优质、更便捷的药学服务。

(2)智能缓存药架模式

智能缓存药架又称智能指示药架,一般为多层药架,每层可放多个药筐,每个药筐的对应位置都有指示灯。服务器通过与 HIS 无缝衔接,自动接收处方数据,显示当前所需调配药品的位置、名称、规格及数量等关键信息。调剂药师提前将调配好的药筐按指示放入对应的位置,当患者来取药时,发药药师刷卡,对应位置的指示灯闪灯提示,方便药师快速、精准获取药品,从而大大提高药师的工作效率,并降低取药的差错率。

通过与 HIS 接口实时通信,智能缓存药架系统可以与医院指示屏、呼叫系统连接,实现预摆药—前台呼叫或指示—发药过程,从而使工作流程更加顺畅。同时,该系统准确记录每位药师的实时工作量,便于绩效考核评估。对处方情况进行实时追踪,防止调剂出现差错后难以查找责任人,明确差错责任,便于后期分析、改进。

智能缓存药架系统一般包括智能缓存药架服务器、智能缓存药架(至少一组)、指示屏幕及终端扫描器(如刷卡设备)。

智能缓存药架系统可以合理地分配工作,这大大减轻了药师的工作量度。智能缓存药架系统借助计算机系统实现处方分配智能化,动态平衡每个发药窗口的工作量,避免出现发药窗口"过忙"或"过闲"的现象,减轻药师的发药压力,使药师有更多时间核对处方,向患者做好用药交代,有利于开展药学服务。

在医院药房自动化的进程中,智能药筐将代替传统普通塑料筐而成为主流。智能药筐利用电子芯片植入技术与 HIS 相连,接收处方及患者信息并进行匹配。

智能药筐集成指示灯、指示灯驱动电路、无线通信模块和内置锂电池充电管理单元,数据匹配精确,提示准确率高,且在低电量时指示灯会闪灯提示,便于工作人员及时更换充电。

随着自动化技术的不断更新,智能药筐还能利用不同颜色的指示灯标识不同种类的药品或特殊药品,也可根据各医院的需求进行个性化定制。此外,配合智能充电站还可实现智能药筐批量无线充电续航。另外,新一代的智能药筐能根据不同需求个性化定制指示灯颜色及闪灯模式,如正常取药闪绿灯,半小时未取药闪黄灯,有冷藏药品的药筐长时间未取药闪红灯等;同时,也可根据不同部门、不同用途来自定义其功能。

(3)智能分拣系统

智能分拣系统是在传送带和拨片分拣的硬件基础上,利用先进的条码扫描识别技术和微控制器进行控制的一种药品分拣系统,以机械分拣代替人工分拣,将成品输液分到对应病区的药箱中。

在传统 PIVAS 的工作中,已调配完成的成品输液经药师出仓核对,由专门的人员根据标签上的信息手工分拣至相应病区的药箱并经核对后送至各病区。传统的人工分拣输液往往消耗大量人力和时间成本;同时,在静脉用药的调配过程中,可能出现"未计费"(已配制完成的药品没有计费)、"作废化出"(已作废或停止的医嘱被配制出来)、"批次错误"(不是当前批次的输液被配制出来)、"重复化出"(相同标签的药品被重复配制)等现象,若在出仓核对扫描环节未能及时发现差错,则在后续的人工目视分拣成品输液时通常无法发现差错,以致病区输液包数与汇总标签数量不符,造成药品损失、临床用药不及时,甚至会导致用药差错的发生。此外,输液标签外观相似度高,人工目视操作易引起疲劳,造成病区分拣出错,不仅不利于患者用药安全,而且会造成不必要的经济损失。相对于人工分拣,智能分拣系统可以避免传统分拣模式下差错率高、效率低现象。借助条码扫描识别技术,智能分拣系统可与 HIS 衔接,根据后者接收的条码信息进行判断,将"未计费""作废化出""批次错误"等异常输液通过条码扫描予以排除,并将筛查出的异常输液单独放置,方便进行手工纠错,从而提高工作效率,减轻工作强度,并显著减少成品输液分拣差错。

智能分拣系统主要由上件装置、分拣装置、信号识别装置、传动链、分拣格口和计算机控制系统组成。该系统通过 HIS 或 PIVAS 软件服务器接收相应信息,运用条码信息实时扫描识别技术,结合自动化流水线传送带,用智能拨片将成品输液按批次、按病区分拣至设备仓位。当该批次的病区分拣结束或仓位已满时,系统将自动提醒工作人员将药品取出打包,从而达到高效、准确地分拣成品输液的目的。

智能分拣系统利用信息化和条码扫描识别技术,可对分拣批次进行自主选择,将非当前批次和已分拣的成品输液自动剔出,并通过系统传送带尾部进行排除。智能分拣系统的仓位并非固定不变,而是根据实际需求进行动态调整,如根据各病区输液量的多少和病区优先顺序实时安排调整,并可根据落入仓位中不同体积的成品输液数量动态计算满仓容量,及时提醒工作人员取药。当一个单元需要出仓时,其他单元仍可正常进行分拣工作,不影响速度,从而极大地提高了实际运行效率。同时,系统通过数据分析可全程监控每一个病区的分拣情况,包括"实时分拣数量""病区分拣汇总""已分拣""未分拣"等数据的统计信息,便于工作人员实时掌握分拣情况。

目前,市场上供应的智能分拣系统可满足 50～500 毫升各种规格的软袋或塑料瓶输液的分拣。不同体积的输液不影响分拣速度,每小时 2000 袋左右的分拣效率可基本满足当前医疗机构 PIVAS 的工作需求。但是,对于部分特殊输液,如玻璃瓶、营养液、细胞毒性药物等,因其形状不规则、体积过大或性状不适宜等,仍需进行人工分拣。

(4)智能药柜

在现有医院病区药品的供应管理模式下,药品从药房到病区的"最后 100 米"是业内一致认为的管理盲区。例如,药品有效期、批号及其可追溯的实时动态管理缺失、临床用药信息管理不到位等管理盲区,导致药房无法为管理或决策制定提供科学依据。传统的人工取药模式,医务人员工作量大,工作流程烦琐,易造成差错。而病房基数备药,尤其是管控药品的供应和管理流程较烦琐,且临时医嘱、夜间医嘱取药极为不便,占用宝贵的护理资源,故会影响护理质量的提升,导致患者满意度下降,也会增加医院的运营风险。而智能药柜的应用为解决这些问题提供了可能性。

智能药柜利用现代化物联网和大数据管理的理念,主要集成了以下设备和技术:身份识别系统、灵活的药柜配置、内置标签打印机、条码确认系统和智能管理软件等。智能药柜集信息化和智能化于一体,它的运行模式相当于药房延伸到病房的一个分支,所有的摆药、取药模式都是在药房工作的基础上优化而来的。其工作流程为:医师下达医嘱后,相关用药信息通过计算机系统传入智能药柜服务器。当护士需要取药时,用指纹进行身份验证,特殊情况可使用工号等方式进行身份验证,经核对正确后自动解锁,并在智能药柜的屏幕上核对患者身份、药品及用药信息,必要时进行双人核对,确定后药品相应位置上的指示灯开始闪烁,提醒护士取药,完成取药后药柜自动上锁,从而实现医嘱计费、取药一条龙服务;护士在给患者用药时,也需扫描相应条码,以保障用药全过程的可追溯性。

一方面,智能药柜的使用打破了传统的药品从药房到病区的配送模式,减少了患者等待用药的时间,真正实现了患者及时用药的目的;智能药柜的使用大大提升了从药房到病区的药品管理水平,保证了临床用药安全,优化了药品供应链,缩减了医院运营成本;此外,智能药柜的使用能提高护士及药房工作人员的工作效率,真正实现了"把时间还给护士,把护士还给患者"的服务理念。

另一方面,智能药柜的使用有助于医院管理真正实现"四化",即科学化、专业化、系统化和精细化,提升医院的整体管理水平,保障药品、医疗用品的使用安全,弥补药品供应链中无法将现代物流服务延伸到医院病房和患者的不足,提高医疗服务质量,保证患者用药安全。

(5)智能精麻药品管理柜

我国对麻醉药品、第一类精神药品实行"五专"管理,同时该类药品的处方权限、用法用量、领用和回收等都有严格的规定。目前,大多数医疗机构的精麻药品管理尚停留在人工管理阶段,流程烦琐且工作量大,手工记录的单据多且复杂,存在药品损耗、丢失等监管风险。智能精麻药品管理柜利用现代化信息技术,可有效避免人工被动管理中的一些弊端,实现管理规范化、精准化,提高工作效率和保证用药安全。

智能精麻药品管理柜主要由四个模块组成:①人机交互模块,包括触摸屏和指纹录入仪等,用于实现各类信息的查询、录入和提取等功能;②计算机主板和机电控制模块;③通信模块,用于连接 HIS 收取数据,连接打印机导出信息,也可扩展连接麻醉监护仪、麻醉机等,借助手术麻醉信息系统实现数据的同步记录和导出;④抽屉储药模块,用于多种抽屉和药盒的分类设置,如放置不同类型药品(如麻醉药品、第一类精神药品、非控制类药品)及空安瓿回收盒等。各抽屉可分别设置使用权限,实现双人双锁。此外,系统还配置不间断电源、非电控双门锁,可以在临时断电等紧急情况下,由双人用不同的钥匙打开药柜,继续提取使用药品,从而保证用药的及时性。

智能精麻药品管理柜的主要工作原理是根据 HIS 提供的信息或手工录入的处方或医嘱信息,由计算机系统自动引导操作人员在指定的药品位置拿取或存放相应数量的药品,并实时记录所有操作。麻醉医师用指纹或用户名/密码登录系统,选择相应的患者,再选择所需药品的数量及用法用量,系统认可后即可在相应位置取药,并由系统将信息即时传至 HIS 进行计费。而医师也可预先在系统内设置多个常用的麻精药品套餐,在选择患者后,无须逐药选择,直接可选取预设的用药套餐,从而实现快速取药。此外,智能精麻药品管理柜还可扩展连接手术麻醉信息系统软件,通过无线连接的方式连接麻醉监护仪、麻醉机等来获取仪器的实时数据,生成麻醉记录单;同时,医师在术前、术中、术后的信息文字、图表处理也可在这台设备上一并完成。

智能精麻药品管理柜可直接对所有药品的入库、交接、使用、回收和废弃等环节进行全过程的记录追踪,同时实现药品储存、申请、盘点和有效期管理等操作的一键生成,有利于科学化、规范化、动态地管理精麻用药。另外,智能精麻药品管理柜的使用简化了操作步骤,不仅保证了手术麻醉用药的准确性、供应的及时性,而且填补了麻醉药品在流通、使用和管理等环节的安全漏洞,提高了麻醉医师、药师和护士的工作效率及质量,也保证了患者用药的安全、有效、便捷;同时,智能精麻药品管理柜还可减少精麻药品的丢失,降低精麻药品的非正常损耗,节约医疗资源。

(6)自助取药系统

自助取药系统的开发旨在实现患者全自动取药的目标。在医师开具处方及患者缴费后,相关信息即传送到自助取药系统,处方经后台审核通过后,系统自动准备好药品,患者在自助取药窗口的刷卡器上刷卡,就可立即获得相应药品及用药指导单。如需要详细的用药指导,患者可再前往人工药物咨询窗口咨询。该系统在方便患者的同时也降低了取药时的差错率,节省了药房运营的人工成本,使药师可以将更多时间、精力投入专业的药学服务。

(7)自助售药系统

自助售药系统是一套集物流、现金流和信息流于一体的创新系统,是得到国家有关部门认可的、适合在公共场所提供自助服务的一种新型药品销售模式。它是一个集多媒体用户操作、严格的工业设备控制、可靠的远程数据通信、强大的控制管理中心和人工智能调控原理于一体的高科技系统。该系统利用超大触摸显示屏,通过图片、动画、影音等多媒体形式动态提供药品外观、药品说明书等信息,患者可根据自身症状选择对症的药品,并可进一步获取药品的价格、批号、有效期等相关信息。该系统配备完整的支付设备,可实现 24 小时无人售药,且操作简单、易用,可当场付款取药和打印凭据,方便、快捷。此外,该系统还设立专门的

24小时药师服务语音热线,患者可通过该系统实时向专业药师进行药物咨询。

同时,为保障自助售药系统的安全性,该系统采用全封闭的形式,除了专门的药品配送人员外,任何人都无法接触到柜内的药品,这不仅减少了人为因素造成的调配错误等问题的发生,而且杜绝了假药;此外,该系统对每一笔销售和补货配送的药品都有产品批号及有效期的详细记录,对近效期药品能及时给予提醒。系统内设有温湿度调控装置,确保药品在适宜条件下储存,以保证患者的用药安全。

过去,由于传统就医取药流程的不便捷,许多人会在家中储存药品,以备不时之需。但是,这样往往会造成盲目购药、囤积药品的问题。自助售药系统类似一台自助售货机,可在各交通站点和住宅区等公共场所进行高密度铺设,并出售非处方药中的各类常用药,患者在需要的时候能随时咨询并购买,成为人们名副其实的"随身药箱"。随着慢性病患者管理的逐步完善,自助售药系统也可以在经过一定认证或身份设置后,向部分慢性病患者提供慢性病用药的处方药售药服务。目前,自助售药系统多由医药公司、药店经营管理,在今后的医改推行过程中,也可由社区医院来定点管理自助售药系统,在提供专业用药咨询的同时可以更好地为人们提供健康管理服务。

2.结论评价

普通药架作为缓存工具,对成本和场地的要求较低,但存在传统预调配模式的弊端。因此,普通药架缓存模式适用于日门诊量不大且患者取药及时的情况。而借助一些改进措施,或利用信息技术(如排号叫号系统等),可显著改善患者排队拥挤的情况,提高取药速度和取药准确率。

智能缓存药架系统能有效提高工作效率,降低药品差错率;利用信息技术可以实现全程追溯,确保责任到人;合理分配工作,完善绩效管理。但是,该系统需要投入一定的设备成本和场地成本。

智能药筐解决了发药过程中"人找药"的问题,即使在高峰期药筐出现堆积的情况下,药师也可通过药筐闪灯准确地找到患者所需的药品,从而节约了找药的时间,减轻了工作量,同时也保证了药品调配的准确性,避免出现"张冠李戴"的错误。智能药筐所需的设备成本和场地成本较低。

智能分拣系统流程设计合理、性能稳定、分拣准确率高,可以显著提高工作效率,减轻人工劳动力;同时,该系统可杜绝人工分拣所产生的差错,从而使成品输液能及时送达病房,提高临床满意度,保证患者用药安全。但是,该系统前期需投入一定的设备成本和场地成本。

智能药柜可提升药品管理的系统化、信息化、精细化水平,做到安全、高效、智能,减少医护人员往返取药、人工盘点、手工记录等耗费的时间;促进药师和护士工作回归岗位本质,为患者提供更专业的技术服务。但是,智能药柜需要一定的设备成本和场地成本,以及药品条码支持和设备后期维护成本。

智能精麻药品管理柜采用密码、指纹登录及麻醉药品分级管理方式对药品进行精细化管理,既可以节约人力、时间和医疗成本,也可以保证患者用药的安全、有效、便捷。同样,智能精麻药品管理柜前期需要投入一定的设备成本和场地成本,以及药品条码支持和设备后期维护成本。

自助取药系统可实现患者自助快速取药,提高工作效率。其前期需要投入一定的设备成本和场地成本,但可同时节约人力和时间成本。

自助售药系统可实现 24 小时无人售药,方便人们随时购买药品,特别是夜间购药。但是,该系统也需要投入一定的设备成本和场地成本,以及后期的维护成本。同时,药品作为一类特殊的商品,在销售过程中需要严格管理。

三、输出环节

医院药房工作流程的最后一环即为输出环节。在当前医院药学工作模式下,输出环节主要指药品输出后的用药交代工作。用药交代是指具备专业技术的药师通过语言及文字等多种途径将药品用法用量、用药途径、储存条件、禁忌和注意事项等内容准确地传达给受众,以保证用药的安全、有效、经济、适宜。用药交代的受众可以是患者,也可以是院内医护人员和广大群众。

近年来,我国医疗卫生行业的迅速发展和改革的不断深化,以及医学实践的不断探索,对医院药师的工作理念和传统的以调剂、制剂、静脉输液配制等为工作中心的药学模式带来了极大的挑战。《医疗机构药事管理规定》指出,要"以服务患者为中心,以临床药学为基础,对临床用药全过程进行有效的组织、实施与管理,促进临床药学、合理用药的药学技术服务和相关的药品管理工作",药师应该向临床合理用药方向发展,实现医院药学由传统调配模式向药学服务模式转变,以适应自身的生存和发展需要。在这样的行业背景下,用药交代的重要性日益显现。在传统药学模式下,患者能获得的药学信息的资源及途径十分有限。大型医疗机构门诊药房在高峰期或门诊量过大时往往导致排队,迫使工作人员简化用药交代,甚至在实际操作时无法对每一位患者进行用药交代。另外,药学服务向临床发展也要求药师与医护人员紧密联系,更主动、更积极、更全面地为临床提供药学支持。

因此,在从传统药学模式向药学服务模式转变的过程中,用药交代体系的提升也可以遵循这两种思路,即向患者提供更充分的药学信息及拓宽患者获取药学信息的途径。

1.实现方式及技术手段

（1）传统用药指导标签

在药品外包装上贴上用药指导标签（即传统标签）来向患者传递药品信息是医院药房最常用的用药交代手段。标签大小一般为3厘米×5厘米,包含患者身份、药品规格和用法用量等信息。传统用药指导标签模式简单明了,容易操作,患者接受度高。但是,由于受标签尺寸的限制,标签上无法承载详尽的药学信息,如药品的储藏条件,医院药房往往需要额外贴上标签来注明需要冷藏或避光等特殊情况,这样就会造成重复贴标签操作,不仅增加了工作量,还存在漏贴、误贴等风险。

（2）用药指导单

用药指导单是一种类似处方笺的纸质清单。除与处方笺一样包含患者的基本信息和所有的药品清单外,用药指导单还将药品按照口服类、注射类、外用类等不同的给药途径进行分类,并标识出需要特殊储藏条件的药品。同时,对用药指导单上的每个药品列出详细的药品使用方法,对于有特殊用法的药品,也可给予重点提示。为了保证患者的用药安全,医院药房还可以在用药指导单上标注药品的主要配伍禁忌,并对用药期间生活方式等需要注意的事项给予提示。例如,当患者的处方上有易引起双硫仑样反应的头孢类药品时,就需要在该药品项下注明服药期间禁止饮用含有酒精的饮品和药品。总之,用药指导单上可以标注与药品相关的更加详细的信息,这对保证患者安全、合理用药具有重要的现实意义。

用药指导单打印后可直接发放给患者,在流程上省却了原本粘贴标签的步骤,有助于加快药品调剂的速度。该流程自动化程度更高,相当于优化了人力资源,使药师更专注于药学服务的其他环节。并且,用药指导单无须贴在药品包装上,不会破坏药品原有包装,可以避免出现贴标签时不小心遮挡药品名称、规格、有效期、批号等关键信息的情况,也就不会影响患者对药品的识别。

但是,用药指导单的易用性会比标签低,这是因为患者在使用用药指导单时需要自己根据用药指导单一一对应药品,然后确定详细信息。同时,患者对用药指导单的依从性也是一个需要关注的问题,让患者改变标签的使用习惯需要一个适应期。此外,用药指导单和药品不是一个整体,在实际使用过程中存在患者意外遗失用药指导单的情况,这就需要医师对患者进行宣教,强调妥善保管用药指导单的必要性和重要性。

总体来说,用药指导单省却了粘贴标签步骤,不破坏原包装,用药信息全面,有助于增强患者的用药安全意识,故其总体表现优于传统手工标签。

(3)药物咨询窗口和专科药学门诊

药物咨询窗口是经典的药学服务模式,向患者提供最直接的药学服务就是药品信息咨询,药师面对面向患者提供用药指导,可提高患者的依从性,避免发生药物的不合理使用,保证整个用药过程的安全、有效、经济。同时,药物咨询窗口是发药窗口很好的补充,尤其是在门诊量大的医疗机构,发药窗口工作十分繁忙,药师往往没有充足的时间对患者进行用药指导,而患者在药物咨询窗口可以与药师进行充分的沟通,这样可以不同程度满足患者对疾病、药物相关信息的需求,同时可以拉近医患之间的距离,有助于为患者提供个性化的药学服务。

当然,药物咨询窗口在实际运行中也会遇到一些问题。例如,有些患者对药物咨询窗口了解不足,或没有注意到药物咨询窗口的存在;对医师和药师的功能定位认识模糊,认为药怎么用直接问医师即可;患者合理用药意识不够强,认为常规药没有必要来咨询。此外,还有些患者把药物咨询窗口当成"心理门诊",部分需要长期服药的慢性病患者,他们与药师聊一聊,可以为自己"解压"。在咨询窗口的人群中,70%以上是以问询或查询为目的的,关心合理用药、用法用量等问题的约占6%。这些问题提示药物咨询窗口在患者心目中定位模糊,药房需要向患者进行宣传,从而提升药物咨询的接受度及影响力。

专科药学门诊指针对一个专科为患者提供系统化的用药指导。例如,在内分泌药物门诊,药师可以根据医师的处方指导患者合理地使用药物,也可以结合患者的具体情况,与医师共同研究最合理的用药方案,如具体的降糖药物治疗阶梯如何安排等。就某些职能来说,专科药学门诊和专科临床药学服务有类似之处,两者均可与医师共同探讨治疗方案。此外,专科药学门诊也可以作为药学向临床发展并与药学服务相结合的一种尝试。

(4)远程用药交代

随着互联网的飞速发展,药房还可以利用手机App和微信公众号等网络手段主动向患者宣传用药知识,这是一种主动性更强的药学服务新趋势。这种方式的用药交代内容灵活多变,既可以根据不同疾病做成专题形式,也可以按时令季节调整内容。不足之处是作为一种较新的用药交代方式,年龄较大的群体的接受程度可能较低。

当前,国内大型医院自主开发的手机 App 已非常普遍,这种类型的 App 往往整合了预约挂号、导医、收费、检查检验结果查询等功能。而药房则可以通过这类 App 平台向患者提供用药交代,如建立一个线上虚拟的互联网药房,提供包括向患者宣传合理用药的理念、合理用药的技巧和常识、特殊药品(如气雾剂、吸入剂等)的使用教学、简易的药品电子说明书、在线咨询等功能和资料,这样可以实现宣教、科普、查询、交流等全方位的互动。

(5)家庭用药指导

在药师走向临床的同时,药师走向家庭、走向社区也是药学服务的一个新的方向。在糖尿病、高血压、高血脂的社区慢性患者群中,患者年龄普遍偏大,接受新兴事物的能力稍弱,通常存在药物使用知识匮乏、用药安全隐患大等问题。由于该类人群主动获得药学知识的能力不足,需要药师主动地宣传合理用药的知识,以提高该类人群合理用药的水平,这也是当代药师的责任所在。

在具体的实施过程中,药师可以为患者建立长期用药档案,档案内容涵盖患者的基本情况、用药史、药物不良反应、主要的检测指标等。档案药师可以根据患者的情况灵活地采用电话随访、集中授课等形式进行用药指导。在这个过程中,药师应及时做好书面记录,或者使用信息化的随访系统进行电子化记录。采用电话随访可以根据患者的具体情况随时增减随访次数,及时发现和解决患者用药过程中出现的问题,提高患者的依从性,保证患者用药安全。

除日常的电话随访和实地随访外,医院药房还可以定期举办小型的专项知识讲座,或者是大型的健康教育讲座。此外,药师也可以邀请相应的专科医师共同举办用药宣教活动。例如,关于糖尿病的知识讲座,其内容可以包括糖尿病的基础知识、生活方式管理、低血糖的防治、各种急慢性并发症的处理、血糖检测仪的使用及自我检测等;而且在讲座之余还可以安排现场答疑,以巩固患者对疾病的认识,提高患者的医嘱依从性。

(6)临床药物咨询

临床药物咨询也是药学服务中一项重要的内容。为临床医护人员提供详细的药物信息,促进临床合理用药,提高医疗质量是药师的主要职责之一。通过对接受过临床用药咨询的医护人员进行回顾性分析发现,咨询问题多集中在用法、皮试、用量、溶媒和配伍等方面。

药师可利用药物说明书、注射剂配伍表以及相关的药学专业工具书来解决临床基本用药问题。大部分药物的用法用量、皮试及溶媒的选择等问题可以在药物说明书中查到,这就说明建立一个完善的说明书数据库,为医师、护士和药师服务是十分必要的;同时,还应根据药房内药品品种的变化情况,实时维护和更新说明书数据库。

口服药的形状和颜色是病区护士经常询问的一个问题。为了方便护士准确地将分包的片剂药品发放给住院患者,住院药房可以建立一个口服药品数据库,以便临床查询使用。有些缓、控释制剂只能整剂量服用,药房应该将这类药品的信息整合到 HIS 的医嘱提示中,以便从源头预防不合理医嘱的产生。

而有些药品储存时需要特殊的条件,如避光、冷藏、密封等,药房可制定一份特殊储藏药品的品种目录,分发至每个临床科室或病区,并制作统一的标志进行管理。

此外,在咨询过程中还会出现以下问题:①药物的输注顺序不合理,如输注含有钙离子的输液后,未予冲管就输注头孢哌酮、磷霉素、左氧氟沙星等。②输注速度控制不严,如两性霉素 B 滴速过快会引起心室颤动或心搏骤停;林可霉素滴速过快可引起血压下降和心电图变化,甚至导致神经肌肉接头传导阻滞等。这些问题关系到药品使用的有效性和安全性,故需引起药师的重视。药房应及时归纳整理这类特殊的注射剂,分享交流实践中遇到的相关问题并形成书面材料,同时发送至护士站进行宣教,这有助于避免同类问题的再次发生。

(7)药学监护

药学监护(pharmaceutical care)是 20 世纪 90 年代提出的一个概念,其定义是"为了获得改善患者生命质量的肯定结果而提供的直接和负责任的药物相关治疗"。这就要求药师积极主动地参与到临床药物治疗过程中,直接面向患者指导用药。

目前,尽管有些医院已开展包括药物咨询、治疗药物监测(TDM)、临床药动学研究、药物不良反应(ADR)监测等临床药学工作,也有部分药师长期参与临床查房,但这些工作与实际意义上的药学监护实践还有很大差别。药学监护是对整个药物治疗过程的监护。在药学监护模式下,药师与医师、护士是密切的合作关系,药师的服务与医师的诊疗服务相同,都属于专业性服务,不同之处在于药师的职责是诊断并解决与药物治疗相关的问题。

具体来说,药师与医师一起决定患者是否需要进行药物治疗,明确治疗目标,并且为这一目标设计个体化治疗方案,监测患者用药的全过程,并对药物治疗做出综合评价,发现和报告药物过敏反应及副作用,最大限度减少药物不良反应及有害的药物相互作用的发生。药学监护不仅决定是否用药,而且判断药物的选择、剂量、给药途径、给药方法、药物治疗监测等是否正确,并向患者提供与用药有关的情报和咨询服务。药师必须综合分析与其他医务人员交流沟通所获得的用药信息、患者情况、疾病类型和医师提出的治疗观点等，以制订合理的用药方案。

(8)院内药学信息服务

药师不仅需要向患者和群众普及基本的药学知识，而且有责任向院内医护人员分享最前沿、准确、全面的药学相关信息。药学信息的来源主要有：①依托专业数据库和互联网，根据医院特点，对药学资源进行检索、筛选，获取丰富的信息资源；②对药学书籍期刊、学术会议资料、法律法规等信息进行整理加工；③对临床药师查房日志、药师咨询日志、药物不良反应分析、抗菌药物分析等进行归纳汇总；④根据临床医师的需求进行检索、整理的信息。总之，药师应尽可能通过完善的信息渠道，有针对性地搜集、整理药学信息，扮好医师帮手和患者参谋的角色，促进合理用药。

院内药学信息服务包括：①编写医院药物处方集和医院基本用药目录，并及时更新；②对于新进医院药品，做好药品的简要药学信息整理，并在临床进行介绍，使医护人员及时掌握新药的特点；③定期汇总 ADR 信息，分析总结 ADR 发生的原因并对发生 ADR 较多的药品进行重点监控，保证临床用药安全；④收集国内外最新用药信息及 ADR 信息、临床用药最新发展动态及各种用药分析记录等，定期编写药讯，为医护人员提供药学信息服务，为患者提供药学咨询服务，促进临床合理用药；⑤举办针对性的知识讲座，提出合理的用药建议，使临床医护人员知晓出现不合理用药的原因，了解药物治疗的原则及前沿研究，并保证用药建议的落实。

2.结论评价

在当前的药品输出环节，即用药交代环节，可通过传统标签、用药指导单、药物咨询窗口及专科药学门诊、远程用药交代、家庭用药指导和临床药物咨询等一个或多个方案联合来实现，具体的实施方案可根据医疗机构的自身特点及药学服务能力进行自由组合。

第一，传统标签和用药指导单。由门诊调剂窗口药师进行用药交代的两种方式——传统标签和用药指导单，两者在使用上各有优劣。

第二，药物咨询窗口。药物咨询窗口是对门诊患者和出院患者做好用药交代的一种补充，特别是在门诊量大、住院床位多的医院，由于患者往往需要排队取药，发药时的用药交代可能比较简洁，没有充足的时间对每一位患者进行细致的交代，此时就可以建议有疑问或用药情况复杂的患者到药物咨询窗口进一步咨询。而在门诊量小、住院床位少的医院，可能即使设置了药物咨询窗口，而前来咨询的患者也寥寥无几,导致场地和人力资源的利用率很低。

第三,专科药学门诊。专科药学门诊则是专门针对用药情况复杂的专科设置的,如内分泌系统疾病或者心血管系统疾病等。这个方案首先要求医院某专科有足够的患者基数做支撑;其次该方案对人员、场地提出了一定的要求。药师应具有丰富的临床经验,掌握病理和药理相关知识。专科药学门诊一旦开启,就可为患者提供更专业、更精准的药学服务。

第四,手机 App 和微信公众号服务。手机 App 的功能可以依托医院自身的综合 App 得到实现,即将药品信息、在线咨询等功能进行整合。微信公众号的建立比较简单易行,建立后的维护和内容更新也比较方便。总的来说,微信公众号设立的门槛及成本比手机 App 低,而手机 App 的功能性和整合度比微信公众号高。

第五,家庭用药指导。家庭用药指导主要有两种形式:一是电子随访系统;二是定期组织讲座。前者是一项持续性工作,需要购买或开发相关的软件系统,并安排人员进行药历的设立和管理,使用电话、短信等工具与患者进行联系,因此整体的成本与人力资源要求比较高,针对性强,个性化程度高,可以为患者进行个体化的用药指导。后者是一项定期工作,相对来说对活动组织的能力有要求,不过成本和所需要的人力资源低于前者,用药指导的受众面更广。

第六,临床药物咨询。临床药物咨询是临床药学体系中对专科临床药学服务的一种补充。相对于专科临床药学服务,临床药物咨询服务的内容更加基础化,因此可以由资深药师牵头,通过整理说明书、建立在线资料库等方式,自行构建一个相对完整的药学服务体系。

第七,药学监护。药学监护的基本工作内容有血药浓度监测与解释、临床治疗咨询与会诊、单剂量作业、患者出院后药物宣教、门诊患者药物咨询、药物不良反应监测与鉴定、参与新药临床评价方案的制订等。通过发挥药师的专业特长,患者可获得更加理想的用药结果,同时降低与药物治疗相关的医疗费用,尽可能使每一位患者在接受药物治疗后获得最佳的机体功能和精神状态,保证生活质量。

随着医改的不断深入,人们对药学服务的需求日益增长,这对药学信息工作提出了更高的要求。完善药学信息服务平台、打造新的药学信息评价标准和体系、提高药学信息服务能力等将成为药学工作人员的工作重点,通过切实发挥药学信息服务的作用,最终提高医药、护、患合理用药的水平。

四、管理控制系统

管理者用于控制组织行为的系统称为管理控制系统。管理控制是管理者用以影响组织中其他成员、实现组织战略的过程。管理的控制是没有现成标准的，也不是自动的，它是一个有意识的计划过程的结果。管理者必须自己判断现有情况与标准情况之间的差异，发现差异并及时进行修正，以保证系统的准确运转。同时，如果管理控制系统涉及其他人及其他部门，那么管理者必须与其他人或部门合作方能实现改变。

管理控制包括多种多样的行为：①计划组织应该做什么；②协调组织中多个部门的行为；③传递信息；④评价信息；⑤如果需要，决定应该采取什么行动；⑥影响人们，改变他们的行为。

（一）管理控制系统的影响因素

管理控制系统的影响因素是指存在于管理控制系统之外，并对管理控制系统产生影响的各种环境变量的集合。这些环境变量既包括组织的外部环境，也包括组织的内部环境；环境变量之间存在着相互依存、相互影响的动态互动关系。而对医疗机构而言，其内部环境因素直接关系整个管理控制目标能否实现，并决定其管理控制系统的具体模式。

研究发现，组织的外部环境、技术、规模、战略、组织结构、团队文化等环境因素对管理控制系统的设计产生重要影响，与这些环境因素匹配良好的管理控制系统，其控制效率较高，实现组织的最优业绩的效果较好。以下分别介绍这些关键环境变量对管理控制系统的影响。

1.外部环境

外部环境是指存在于组织边界之外、能够对组织整体或者局部产生潜在影响的各种外部力量和因素。外部环境变量的分析是管理层进行管理决策和控制及开展各种经营活动的基本前提条件，也是设计管理控制系统基本框架时必须考虑的关键因素。

现有的外部环境通常从两个维度进行研究。一是复杂性，主要指环境变量中影响管理活动的有关因素的多少及这些环境因素之间差异性的大小。通常情况下，环境因素越多，环境因素之间的差异性越大，环境的复杂程度就越高。二是动态性，主要指环境变化的速度及不可预测性。外部环境动态性越强，管理控制系统的开放性和外部性就越强。

总之,外部环境越复杂、动态性越强的组织,其外部环境的不确定程度就越高;反之,外部环境越简单、静态性越强的组织,其外部环境的不确定程度就越低。而组织外部环境的不确定性越高,其管理控制系统的开放性和外部性就越强,但对信息的广泛性和及时性要求也相对较高。

2.任务目标和战略

组织的目标和为实现目标而制定的战略是管理控制系统的运行基础。组织目标是组织管理活动所希望实现的结果。根据不同组织所要研究和解决的不同问题,可以确定不同的组织目标。正确的目标是组织良性循环的前提条件。组织目标是组织管理活动的行为导向,是组织成员共同努力的方向。战略是根据外部环境及内部资源和能力状况选择行动方案,为实现组织长期发展目标、促进组织持续发展而采用的策略和手段的总体谋划。组织战略的基本出发点和归宿是组织未来的生存、稳定和发展,其实质是帮助组织实现长期生存和发展的目标。

战略的制定和实施是管理控制系统两个不可分割的重要环节。制定战略是组织对外部环境不确定性的积极应对方式,管理控制系统是管理者影响组织成员以实施战略的一种工具。因此,战略是影响管理控制系统设计的关键因素。

管理控制系统作为实施组织战略的一种有效工具,它在战略和目标之间架起了一座桥梁,战略的制定为管理控制系统确定了运行的目标和方向。

3.组织结构

组织结构是为了实现组织的目标,从分工与协作角度对组织中的职能结构、管理层次、管理权限及责任等方面做出正式规定的结构体系。组织结构的目的是实现组织的目标,其本质是员工的分工与协作关系。

组织结构选择不同,其相应的管理控制系统也不同。组织结构设计的核心问题就是解决组织内决策权力的分配问题。从本质上来说,组织结构的变迁或是一次集权的过程,或是一个分权的过程。

组织结构中的集权和分权是相对而言的,任何医院管理的结构组织既不可能实行绝对的集权,也不可能实行绝对的分权。一家医院或者一个部门采用什么样的组织结构,以及在管理控制上应该更多地分权还是更多地集权,主要取决于组织的具体环境。一般情况下,外部环境的复杂程度和动态程度越高,组织就越倾向于采用有机的、分权化的结构;而外部环境越简单、静态性越强,组织就可以考虑采用机械的、集权化的结构。具有复杂技术和多元化经营的大型组织,通常采用分权化的组织结构。实行分权化组织结构的大型组织往往强调规范的管理控制系统,并且更多地采用复杂的预算控制和正式的沟通方式。

4.规模

一般情况下,组织规模的大小与组织的发展密切相关。组织结构与规模的大小呈正相关,即组织规模越大,其组织结构越复杂;但规模增大到一定程度后,规模对组织结构的影响会逐渐减弱。因此,组织规模的大小对组织结构的设计产生重要影响,不同规模的机构,其组织结构的特征也不同,规模通过对组织结构产生影响,进而影响管理控制系统的设计和运行。

5.团队文化

团队文化是一个机构在长期的发展过程中提炼和建立起来的一种适合自身特点的经营管理方式,是被共同认可的特有价值观念、职业道德、行为规范和准则的总和。团队文化的形成过程就是管理层通过制定规章制度、实施内部舆论影响或教育来影响员工的意识,从而使员工把组织的文化愿景转化为个人自觉的行为准则和规范的过程。可以说,团队文化是一种特殊的行为规范,是对组织规章制度的必要补充。对员工来说,这种行为规范的约束不是法律的外在强制,而是精神的内在强制。团队文化不仅可以影响员工的行为,增加组织的凝聚力,而且为人们提供了评判一个管理控制系统能否被广泛接受的无形的标准。

6.信息

信息是组织管理的基础,管理者需要对与组织发展相关的信息进行全面搜集、分析和处理,以实现对组织的有效控制。与组织密切相关的信息包括文字、数据和图表等。优秀的管理者善于从大量的信息资源中收集到有用的信息。由于管理决策的质量在很大程度上取决于管理者所能支配的信息质量,管理人员获取信息的能力就显得至关重要。管理信息系统通常用于定期为管理者提供所需的信息,并且通过计算机系统对这些信息进行收集和整理。

在管理控制系统中,信息被用于规划、协调和评估。而对相关信息的使用则取决于形势、环境、期望的作用以及信息的成本和价值。有助于这一功能的信息是面向未来的,其中很大一部分是外部信息,但过去的经历显然是规划未来活动的基点。

管理控制系统的设计应当能够有效地检测环境及在面对新的机遇时向组织中的每个人征求意见。从本质上讲,管理控制系统应从以下资源中收集信息:①组织活动的内部日志;②竞争对手的行动;③行业发展;④政府的行动;⑤一般经济环境。

信息的协调主要是减少不确定性的信息,在如何做、何时做,以及怎样有效率、有效果地工作等方面减少员工的不确定性信息。保证信息清晰、准确的主要目的是使组织中的每个人都充分了解自己的职责,以便能够更好地完成整个组织的工作。管理控制系统的目标是以最合适的方式向恰当的人提供信息方面的协调,以确保实现组织目标。

7.人力资源素质

人力资源素质是指组织内部具有劳动能力并直接或间接参与社会经济活动的劳动者的身体状况、道德品质、智力水平、文化水平、专业水平等因素构成的有机整体。

从人力资源管理的主要目标来看,其管理模式可以划分为以事为中心和以人为中心两个维度。以事为中心的管理将员工视为一种"工具",强调以事为单位的单方面的、静态的管理和控制。以人为中心的管理将员工视为组织的重要资源,倾向于满足员工自我发展的需要,强调对员工的激励和开发。以事为中心的管理方式强调正规的控制手段,以人为中心的管理方式则强调非正规的控制手段。人力资源管理是采用以事为中心还是以人为中心,在一定程度上取决于人力资源素质。道德素质和专业素质是衡量人力资源总体素质的两个主要方面。

组织的人力资源政策及人力资源水平不仅影响管理控制方式,而且影响着管理控制有效性目标的实现。人力资源素质对控制系统的控制方式和手段的选取及控制目标的实现产生非常重要的影响。对于具有良好的道德素质和专业素质的员工,组织一般对其行为变量制约较少,倾向于使用宽松的控制方式和非正规的控制手段。

(二)不同因素下的管理控制系统模式

在上述对外部环境、战略、组织结构、规模和人力资源素质等关键环境变量进行分析的基础上,我们可以将这些关键环境变量综合起来组成四种典型的整合环境,从而确定适合该整合环境的管理控制系统模式。

整合环境 A 的特征:外部环境的不确定性程度较低,组织规模较小,集权型组织结构,人力资源以事为中心,员工素质一般。在这种整合环境下,组织倾向于采用封闭—理性的管理控制系统模式,以及规章、制度等正规的控制手段。

整合环境 B 的特征:外部环境的不确定性程度较低,组织规模相对较大,分权型组织结构,人力资源以人为中心,员工素质较高。在这种整合环境下,组织倾向于采用封闭—自然的管理控制系统模式,以及人际关系、文化等非正规的控制手段。

整合环境 C 的特征：外部环境的不确定性程度较高，组织规模相对较大，人力资源以事为中心，员工素质一般。组织战略既可以采用探索者战略，也可以采用防御者战略。前者通常为集权型组织结构，采用预算等严格、正规的控制手段；后者通常为分权型组织结构，采用宽松的、非正规的控制手段。在这种整合环境下，组织倾向于采用开发—理性的管理控制系统模式。

整合环境 D 的特征：外部环境的不确定性程度较高，组织规模相对较大，人力资源以人为中心，员工素质较高。组织战略既可以采用探索者战略，也可以采用防御者战略。前者通常为集权型组织结构，采用正规及非正规控制手段；后者通常为分权型组织结构，主要采用人际关系、文化等非正规的控制手段。在这种整合环境下，组织倾向于采用开放—自然的管理控制系统模式。

(三)管理控制系统基本框架的构建原则及运行环境

1.管理控制系统基本框架的构建原则

管理控制系统本质上是管理者通过一系列正式的目标设定、监督、评价和反馈的系统，规范和引导特定的组织资源及其成员的方向，向管理者提供这种战略是否高效、有效运作，结构是否合理的信息，以落实组织战略及实现组织目标的过程。管理控制系统基本框架的构建应遵循以下六项原则。

第一，目的性原则。管理控制系统的最终目的都是帮助管理者实现组织目标，即它是为管理工作服务的，构建的系统要由管理者来使用。

第二，整体性原则。整体性原则认为，任何事物都可以被看成一个整体，这个整体可以被分解为若干基本要素，系统整体有不同于各基本要素(组成部分)的新功能，整体功能大于局部功能之和。

第三，动态性原则。管理控制系统是一个动态系统，它的动态性有两层含义：一是管理控制系统有相对稳定的一面，这是管理控制系统存在的根本条件；二是管理控制系统又是动态的，系统要打破原来的稳定状态，需要建立新的更高的稳定秩序。因此，系统的有序、稳定状态是系统运行的目标。

第四，信息畅通原则。管理控制系统的控制过程是一种信息的控制过程，即在管理控制系统中，通过信息的传递、交换和处理，发出指令，调节各职能系统的活动，使其稳定地达成既定目标，各职能系统的全部活动和环节达到协调一致，从而使系统总体相对稳定。

第五，开放性原则。任何组织都需要在一定的环境中谋求生存和发展。现代管理理论将组织看成是一个开放的系统，系统与外部环境之间保持普遍联系且相互制约,并在与环境的相互影响中达到动态平衡,这是系统观在管理工作研究中的体现。因此,环境就成为组织管理决策与控制的基本约束因素。

第六,环境适应性原则。管理控制系统处于环境中,就必然与外界环境发生信息交换。环境的变化对管理控制系统产生重要影响。能适应外界环境的变化并与外界环境维持最佳状态的系统才是理想的系统,不能适应环境变化的系统是没有生命力的。

2.管理控制系统基本框架的运行环境

在很大程度上,有效的管理控制系统对提高工作效率、激发员工创造力及提高企业的持续竞争力起着非常重要的作用。控制机制的引入和发挥作用是建立在一个合适的机构、组织和文化环境基础之上的。运行这个管理控制系统一般需要较高的成本,而且在没有配套的环境条件下这个系统不可能运作良好。管理控制系统作为组织战略的一种执行机制,其有效的运行必须基于一定的组织环境条件。

管理控制系统的作用在于推动组织实现其战略目标的管理。因此,管理控制过程首先应重视战略落实,管理控制只是管理者落实目标战略而采用的若干工具之一。

3.管理控制系统基本框架的构建

管理控制系统的设计由"计划—执行—监控—评价—修正"五个控制环节组成,以提高组织发展的效率和效果,实现组织管理控制系统的目标。

第一,应基于组织内外部环境因素分析来确定组织的目标,并将组织的目标转化为组织的总体战略目标;然后通过"计划环节"对组织的战略目标进行分解,将战略目标细化为财务方面和非财务方面的具体目标以及相应的量化指标。

第二,通过"执行环节"实施在计划环节确定的财务和非财务的具体业绩目标。它是将组织战略目标转化为现实的核心环节,也是组织管理控制系统的控制目标能否实现的关键环节。预算的有效执行离不开管理的组织和领导职能。执行环节应建立完整的信息反馈和沟通体系,以确保各项预算的执行情况能及时到达组织的管理层。

第三,"监控环节"是对执行环节的情况进行适时监控和考核。管理者通过该环节获得执行中产生的各种定期或不定期的报告和数据资料,并以这些信息作为评价环节的可靠依据。

第四,"评价环节"是将监控环节产生的各项预算和考核指标的执行结果与计划环节制定的标准进行对比,据此对执行情况作出客观的考核和评价。评价环节是对执行者进行激励和约束的有效措施。

第五,"修正环节"对评价环节的相关信息进行反馈,以对业绩目标与具体指标的设置以及预算编制中的问题进行调整。修正环节的结果通过影响计划环节的标准而对下一轮的战略目标的制定和组织整体绩效产生影响,并由此促使管理控制系统各个环节作出相应的动态调整。

(四)药房目前的管理控制模式

目前药房的管理控制模式主要基于人力资源管理和药物管理两个方面:一方面,人力资源管理是基于绩效考核体系的建立和实施,从制度建设、人才培养、药学服务、信息建设、科研教学"五位一体"来促进学科建设和发展的;另一方面,药物管理是基于 HIS 实现对药品的流通、使用、监管。HIS 具有强大的功能模块,具体体现在组织和管理、药物选择和采购、药物储藏、处方/医嘱的开具、药物的准备和开发、给药过程、药物检测七个方面。

第三节 医院药房流程重组的创新

一、流程重组的发展趋势

(一)经济全球化与流程重组的发展

经济全球化是指世界经济活动超越国界,通过对外贸易、资本流动、技术转移、提供服务而形成相互依存、相互联系的全球范围内的有机经济整体。

从根源上来说,生产力和国际分工的高度发展促进了贸易自由化、生产国际化、金融科技及信息传播全球化的发展,并呈现出经济多元化格局,这就是全球市场的发展背景和经济全球化的标志。这样的经济发展大环境必然倒逼企业或单位进行管理创新,实施流程重组,以适应时代的发展需求,从而获得可持续发展的动力。

(二)信息技术是流程重组的推动力

1.信息技术影响世界

信息技术的不断革新促进了人们原有生活方式的改变,如在沟通交流方式的变迁中,从传统的固定电话沟通方式逐渐演变为手机、计算机、互联网,以及当前的可视化技术及智能手机衍生的多元化服务,我们能深刻体会到信息技术发展给人们的学习、工作、生活带来了诸多便利,从中可以窥见信息技术对世界形态发展的影响。

流程重组的发展在很大程度上与信息技术的快速发展相关。信息技术的不断革新,使信息处理和通信方面的实际成本在过去 20 年大幅下降。计算机的更新升级给现代企业的流程重组创造了条件,特别是给现代医院管理模式带来了新的机遇和挑战。

现代医院管理信息化的过程就是利用信息技术实现医院经营管理活动网络化、自动化、数字化和智能化的过程。在现代医院管理信息化过程中,必定伴随着组织架构的调整和流程的重新设计,医院管理信息化的实践过程本身就是组织管理变革与流程创新的过程。因此,信息技术的应用使医院流程重组取得成功成为可能,数据库、网络、通信技术可以突破传统分工的束缚,优化人力资源,提高工作效率;而流程重组反过来也促进医院管理信息化的不断深入,使信息化的潜力可以得到最大限度的发挥。

流程重组的深度决定了现代医院信息化赋予的医院绩效价值。自 1990 年迈克尔·哈默和詹姆斯·钱皮正式提出"业务流程重组"的概念和管理思想后,流程重组实践在美国、欧洲各国受到了热捧,并席卷全球。此外,信息化建设过程也离不开技术与服务业务流程的优化和重新设计。流程重组不是对现有组织体系的调整与补充,而是要进行脱胎换骨式的彻底改造,抛弃现有的业务流程和组织结构,以及所有的陈规陋习,把过去一切规定好的结构与过程都搁置一边,创造出全新的工作思路与方法,开辟崭新的发展路径。只有这样,信息技术才能充分发挥其强大的功能。可以肯定,没有信息技术,就没有流程重组的成功。因此,信息技术是现代医院流程重组的强大驱动力。

2.信息技术影响医院

在现代医院管理中,电子邮件(E-mail)、短信、微信等通信手段逐渐代替了传统的交流方式,并广泛应用于医院与患者之间的医疗、保健和咨询沟通中。我们可以发现,信息技术正在一步步左右着医院的工作方式,当前大部分医疗机构的门诊收费、病历录入、医嘱提取、病案归档、远程医疗、部门沟通、文件传阅、多媒体教学等管理已基本实现计算机信息化。以信息网络系统为纽带已成为医院流程重组的主流,更是适应医疗市场和患者需求的必然选择。

在医院信息技术的应用中,通过分析医院服务流程的人流、物流、信息流和资金流可以发现,凡涉及计算机信息网络应用的部门、科室、人员及岗位都必须进行流程改进,而信息流的有效整合再造可以减少人流、物流和资金流的流量变化,提高为患者服务的效率和患者的满意度。例如,基于信息技术的"一卡通"(就医卡、保险卡以及其他健康消费卡)的使用,持卡人门诊就医的注册识别、分诊、挂号、取药、缴费等手续可以按照流程一次性完成,极大缩短了患者排队等候时间,较传统手工挂号、结算、缴费、取药效率明显提高。一卡通使用的前提是适应信息化的流程;门诊医师工作站使患者选择医师成为可能,而电子病历的应用则提高了医护人员的工作效率,加速了病历信息的应用和传递,减少了病案存放空间。信息系统可以使医护人员转录医嘱更快、更准确、更及时;检验部门的检查结果可在第一时间传输至患者所在科室;患者出院手续办理时间可以明显缩短,此外,利用信息技术还可以开展网上咨询和网上挂号、就诊预约、住院床位预约、药物咨询等业务。这些变化既是促成流程重组的原因,也是流程重组的结果。现代医院流程重组主要是围绕信息技术的应用展开的,信息技术在医疗系统中的应用日益广泛,较传统业务流程更方便、更快捷、更省时,患者满意度更高,也更适应当前医疗市场化的发展趋势。近年来,自动取款机、自动取号机、自动取检验单据机等自动化设备的运用,也在一定程度上促使医院构建以医疗工作为中心流程的服务网络。

传统的医院流程分工过细、环节烦琐,排长队是大型公立医院就诊的常态。信息技术的应用不但大大减少了原有不必要的流程,缩短了等候时间,而且在一定程度上促使门诊、急诊、检验检查、住院、配药、康复等服务增值;当然,患者在享受信息技术带来方便的同时也会提出进一步重组服务流程的需求,从而不断优化就医体验。因此,信息技术是现代医院流程重组的强大驱动力。

(三)流程重组是人文管理的体现

流程重组的人文管理主要体现在管理的人性化和组织的文化建设两个方面。

1.流程重组的人性化管理

流程重组强调科学管理和人本管理。科学管理是建立在实事求是、以循证为导向、以结果为依据的完善规章制度保障的管理之上的,以确保工作的高效。人性化管理就是以人为本,尊重人的个性和特点。对管理者来说,不仅需要考虑工作流程,更要考虑人的因素。只有充分发挥人的潜能,流程才能发挥最大化的价值。在这里需要明确的是,员工的人性化管理和患者的人性化服务是同等重要的。

员工的人性化管理的本质就是尊重人的因素,根据人们的习惯、文化、知识、年龄、性别和经验等安排个人适合的工作岗位,组织技能培养,设计职业生涯规划,发挥员工各自的特长,使其愉快地为团队或患者利益服务,这也是人性化服务得以实施的"土壤"。人性化服务不仅要求医院尊重员工的人格尊严、劳动成果和价值,而且需要为员工创造良好的人际关系、工作环境、流程环境、文化环境,以及公平公正的制度与待遇,给员工以自豪感和成就感。当然,如果只强调员工的人性化流程环境而没有患者的人性化服务措施,流程重组便是空谈。流程重组的终极目标应该是为患者的利益服务。例如,患者来医院就诊,他(她)怎样才能在有限的时间内完成挂号、诊断、检查、付费、取药等流程,如缩短各环节的等候时间,明确各种识别标志,使门(急)诊更顺畅、住院更温馨,使患者有一种幸福的就医体验感,而不是增加患者的痛苦感。

2.流程重组的文化建设

流程的文化是医院文化的重要组成部分,是医疗技术、员工凝聚力、医院核心价值观和创新能力的有机统一,是表现为以患者为中心、以为患者提供满意服务为宗旨的文化。这种文化建设是医院流程重组的源动力,促进各部门、各项业务开展从松散状态达到持续改进的循环有序状态,具体表现如下:

第一,共同的价值观。流程重组将以技术为导向转化为以患者为导向,提升医疗服务质量,改善患者的就医体验。

第二,相同的愿景目标。医院一定要有管理者、员工共同追求的愿景目标,且大多体现"科技引领,患者至上"的目标。

第三,持续的创新。只有创新才能满足员工和患者的需求,只有创新才能保持医院流程文化的先进性和延续性。

第四,形成良好的习惯。文化是传承,文化是习惯,故习惯是流程文化的重要内涵。

第五,员工行为规范。员工自觉维护流程而制定的管理制度是流程文化的体现。

第六,相互学习的机会。流程的创新就是团队共同学习、共同成长的过程。

(四)流程重组是现代医院发展的需求

现代医院的流程重组是以医疗市场为导向,以患者满意为目标,以竞争为前提,以节约资源和时间为出发点,重新审视工作程序的过程。在我国,医院流程重组大多是随着信息化的改造和管理进行的,信息技术应用越普及、越深入,业务流程改造或重组就越彻底。医院流程重组可以从患者门(急)诊就诊、缴费、检查、取药、住院治疗、康复等一系列活动为价值链的业务流程开始,通常涵盖现代医院行政、医疗、护理、药学、医技、后勤、科研和教学等各方面工作。通过精密筹划,可以创造一个令患者、员工和社会各界均满意的、高效的、科学的服务流程,保证医院日常工作的顺利开展,也是衡量一家医院现代化管理水平的重要标志。例如,门诊患者就诊流程重组需要重点解决的是"三长一短"问题,而这也是评价流程绩效的主要参考指标。与信息技术有机结合可简化门诊就诊手续,同时可尝试开放"一站式"门诊服务,完善预约挂号、预约检查、预约体检、预约住院和远程医疗服务,以满足日益增长的患者健康需求,保持医院的可持续发展。

二、"互联网＋药房"

"互联网＋药房"是一种将互联网技术和医院药事活动相结合,基于互联网的药学服务新模式。与传统药房相比,"互联网＋药房"具有独特的优势,它可以克服医院空间狭小、药房面积受限而导致患者等待取药时间长等问题,同时,它在逐渐改变医院药学的运作方式。

(一)"互联网＋药房"的业务流程

医院可以建立基于"互联网＋药房"的业务模式,就是在互联网的基础上,将医师处方信息通过药师工作站审核后由调剂药师完成药品调配,并通过现代物流手段传送到患者手上。该模式进一步简化了医院取药流程,通过在线服务模式缩短了患者的取药时间,扩展了药学服务的内涵,并实现了远程医嘱审核、药学服务等内容。当然,"互联网＋药房"的核心仍是合理用药。

(二)远程处方/医嘱审核

目前,大多数医院已使用电子处方/医嘱系统,这为构建合理用药的信息化管理体系奠定了基础。"互联网＋药房"的处方/医嘱审核是借助信息技术来开展远程处方/医嘱审核的。

远程处方/医嘱处理的流程一般为:医师开具电子处方/医嘱→审方药师审方→药师调剂发药→处方/医嘱点评。全处方/医嘱审核系统应在流程的各个环节给予合理用药的信息支持。全处方/医嘱审核系统使用的合理用药信息化软件应对处方/医嘱中的过敏史、给药时机、给药途径、给药剂量、给药频率、注射剂型溶媒选用、配伍禁忌、相互作用及禁忌证、重复用药、特殊人群(老人、儿童、妊娠及哺乳妇女、肝肾功能不良患者)用药、适应证等进行审查,及时发现用药问题,并能嵌入审方药师工作站、发药药师工作站等"互联网＋药房"系统,为管理者提供合理用药处方/医嘱点评的平台,从而在处方/医嘱审核流程的各个环节实现合理用药管理以及处方/医嘱事前预警、事中控制、事后分析,使合理用药管理工作进入PDCA 循环,显著提高合理用药水平。

审方药师的工作平台可只显示合理用药软件判断的不合理处方/医嘱,或对不合理处方/医嘱发出提醒和警示,以尽可能减少药师的工作量,提高审核的质量和效率;同时,通过连接医院短信平台,使医师能够及时获知处方/医嘱中出现的错误并进行修改,充分发挥审方药师的作用。通过这一环节的管理,可以减少"互联网＋药房"不合理处方/医嘱的发生。

(三)"互联网＋药品配送"

药物作为一种特殊的商品,从研发注册到生产流通,再到临床使用,每一个环节都备受关注。随着云计算、大数据处理等新兴技术的涌现,"医疗＋互联网"正在悄然改变行业生态,网络门诊、视频会诊、线上药房等在线诊疗的全流程已经实现闭环。互联网背景下的药品配送是"互联网＋药房"的一项重要功能,云数据对药品流(供应链)、信息流、服务流的流程节点数据进行分析、预测、智能推送等,有助于构建面向物流服务全生命周期的服务质量(QoS)的全程监控与管理。

(四)条码智能管理

医院积极引进基于二维条码的药品调剂处理系统,目的是提高药品调配的安全性和可追溯性。随着物联网的飞速发展,在整个处方流转环节建立互联互通网络,通过便携的移动终端(如手机和平板电脑),使医师、护士、药师和患者可以随时了解处方信息的状况,并下达相应的指令。

在 SPD 整个供应链中,供应商→配送→入库→存储管理→出库,各个环节均采用 PDA 扫码,信息自动导入系统。条码技术的应用,可以保证药品使用全过程的可追溯性和透明化,保障患者用药安全,同时整个环节达到无纸化管理水准。

安全、高效和智能是未来"互联网＋药房"发展的一种趋势。未来"互联网＋药房"的构建必然以患者为中心,以患者满意为目标,以流程导向为方法,不断推出人性化的服务举措,同时改变传统的工作模式,朝着信息化、数字化和智能化的目标努力,并引进一流的设施设备,不断改善药房条件,为广大患者提供全方位、全过程、高品质和可视化的药学服务,尽可能地满足社会和患者的需要,营造和谐、温馨和舒适的就医环境。

第五章
集成平台与区域协同

第一节 集成平台搭建的意义与应用

信息孤岛——缺乏整体设计和规划,按照独立业务系统建设信息系统,不能互联互通。"信息孤岛"现象严重,信息资源不能充分共享,医院现有系统采用多个厂商的异构系统共同构建,系统之间基本以点对点的传统接口方式,系统间交换均采用双方自行定义的协议方式,缺乏必要的国家标准与卫计委标准的基础元数据支持,总体稳定性较弱,缺乏扩展性。

服务流程不连续——独立的业务信息系统不能互联互通,导致医疗服务流程的不连续,各业务系统不能有效协同,无法满足日益增加的多样化服务需求。医院缺乏完整的临床数据中心(CDR),无法高效支持临床与科研的分析需求;缺乏临床决策支持系统,海量临床诊疗规律待发掘并应用于临床指导和循证医学。

信息标准不统一——同的业务信息系统采用了不同的信息标准,造成信息不能有效共享和利用。

一、基于电子病历的医院信息平台建设

(一)平台介绍

在医院信息系统建设进入临床信息系统深化阶段之后,来自各个专业系统的临床数据需要有序地组织和呈现在临床医务人员面前,并且保证临床数据的完整性、准确性、归档性;需要有一体化的临床事务处理平台,使医务人员能够在一个系统前端中集成联动地处理所有临床事务。通过建设医院临床数据中心,为医院现有的和后续建设的信息系统提供临床数据存储和临床事务处理的统一平台,实现全面、高效、安全的整合,优化各科室业务流程,实现临床数据最大限度的共享,使信息化建设更好地服务于临床医疗活动,提高医疗质量和工作效率。

医院信息平台建设的需求是医院目前最核心需求,要求以支撑医院信息体系平稳运转,建立一个标准化、集成化的信息平台,达到信息资源广泛共享、互联互通的目的。

医院信息将形成一个标准化、集成化的信息平台,对内集成临床信息系统、医院管理信息系统、电子病历浏览器,对外连接医保、公共卫生、区域卫生、社区卫生等多个信息系统,实现医院信息的规范化、一体化管理。

(二)需求分析

信息互联互通需求:医院信息化不是简单的医院管理流程计算机化,医院信息平台应以患者信息的共享为核心,包括医院各个科室之间、医院之间的互联互通,最大限度地方便患者就医、方便医院一线医护人员工作、方便各类管理人员分析决策。

医院信息平台应重点解决医院信息系统的异构集成、数据共享和数据交换传输标准等关键性技术问题,在医院内部可涵盖门诊及住院、检验中心、影像中心、医技科室、行政管理等多个部门,全方位覆盖医院所有业务,使医院内部信息得以互联互通。

信息综合应用需求:临床和管理活动积累了大量的基础数据,充分整理、挖掘和利用医院信息资源,对于提高临床服务能力,提升医院管理水平都具有重要的意义。对于这些信息资源,最佳的应用模式是通过医院信息平台提供不同层次、不同类型的服务。

医疗质量管理和持续提升的需求:医疗质量的持续改进和提升是医院发展的重点内容,而在医院质量管理过程中往往缺乏全流程的数据,所以需要通过基于电子病历的医院信息平台实现数据的整合。

与此同时,在平台上建立质量和过程评价标准体系模型进行质量和能力的评价,以及针对评价的缺陷,通过平台进行监控和不断改进也是医疗质量持续改进提升的核心诉求。

临床诊疗决策支持的需求:通过构建于平台上的医疗信息资源中心的海量数据,一方面,将医护人员在患者诊疗过程中对过往类似诊疗经验进行快速分析与总结;另一方面,在医师诊疗的同时提供科学、可靠、可参考的诊疗意见,并持续地进行自我完善,最终为医疗人员提供临床诊疗决策支持的信息支撑。

科研数据支持和科研管理的需求:医学科学研究活动离不开大量科研病历的总结、分析、提炼和管理,以及在院后的跟踪随访。在日常的医疗服务过程中,通过医院信息平台,制度化、流程化地将符合科研要求的电子病历数据及患者后期跟踪随访数据及时汇集到医院科研资源库。通过医院信息平台提供的科研管理，实现对科研过程的管理，为医院科学研究提供数据和信息的支撑。

安全共享需求：医院信息化面临着医疗体制改革和城乡医疗体系建设新形势的挑战，面临着与公共卫生信息体系、社会保障管理体系、社区基层医疗体系等方面信息共享的要求。

医院信息平台应使医院信息系统能够与医院内部各业务子系统及区域卫生信息平台等其他外部系统进行信息共享，如与医疗保险、公共卫生、区域健康、社区卫生等有效衔接，安全共享和交换有关数据。

(三)建设目标

医院数字化智能医院建设目标的核心是建立全面的管理信息服务和临床信息服务，用最新的最先进的 IT 技术对全院的信息资源(人、财、物、医疗信息)进行全面的数字化，优化和整合医院内外相关资源为临床及管理服务，提供先进的、便捷的、人性化的医疗服务；同时建立全院科研教学的信息平台和数据仓库，提高医院服务水平、技术水平及管理水平，提高医院的整体经营效益，打造现代化的数字医院，具体实现以下目标。

人性化：数字化智能医院的信息化建设应本着以职工为本，以患者为中心的原则，在系统的每个细节设置都应体现人文关怀，考虑如何设置才能方便患者，方便业务人员，更加人性化。

集成化：数字化智能医院的信息化建设是由众多不同的系统组建而成，但这些系统必须进行统一的集成，不能出现信息孤岛现象。

智能化：整个系统的建设应突出智能的特点，减少人工环节，增强自动化的程度，增加辅助支持的功能。

无纸化：通过电子处方、电子病历、电子申请单、电子报告、电子办公等应用逐步走向无纸化。

无胶片化：通过实施医学影像系统，建立放射科数字阅片中心和诊断工作站，临床中心数字阅片室，医师影像浏览工作站，全院数字阅片中心，会诊中心，教学中心等实现全院无胶片化临床模式和管理模式。

无线网络化：通过建立无线网络，使用笔记本、平板电脑、PDA、无线病情跟踪器等无线设备实现医师护士查房，库房管理，患者病情跟踪等，不受空间限制。

医疗区域协同平台：通过标准化接口方案和医疗数据共享实现区域中或系统内部的协同平台管理。

二、医院信息平台建设

(一)医疗信息资源平台架构

医疗信息资源平台软件架构在功能上,由5个层面组成,从下往上依次是医院基础应用层、医疗信息资源平台信息交换层、医疗信息资源平台信息资源层、医疗信息资源平台服务层、医疗信息资源平台应用层。

医疗信息资源平台接入医院基础应用系统层,即临床服务、医疗管理和运营管理各业务应用系统。

信息交换层实现医院各应用系统基于数据标准的实体信息交换,同时为医疗信息资源平台数据标准化提供技术实现,保障各业务系统的协作和医院信息资源层的资源标准化获得。信息交换层一般由专业的集成平台工具实现,如Ensemble。

信息资源层是医疗信息资源平台的核心,由基础信息库、电子病历库、运营管理库、知识库、数据仓库组成。

平台服务层包括基础服务、电子病历整合服务、电子病历档案服务、对外交互服务、信息安全和隐私服务。

平台应用层实现对外交换接入区域卫生信息平台或其他医疗机构,实现跨平台、跨机构的信息交换共享应用。同时基于信息资源层的数据分析利用如临床科研分析、运营决策分析等,搭建患者临床集成视图、健康门户应用等。

(二)信息标准规范体系建立

建立原则有以下六点。

第一,有国家(行业)标准的优先遵循国家(行业)标准。

第二,即将形成国家(行业)标准的,争取在标准基本成熟时,将该标准率先引入试用。

第三,无国家(行业)标准的,等效采用或约束使用国际标准。

第四,充分参照和吸收省及市有关地方标准。

第五,无参照标准,按标准制定规范,自行研制。

第六,在编写卫生信息交换标准时需特别考虑到未来的发展和变化,具有良好的扩展性。

改造方式:数据标准化改造的目标基于医院基础数据标准,重点实现信息交换的标准化,是医疗信息资源平台建设的基础。

一是保证通过平台输出的数据是标准的、符合《卫生信息数据元目录》《卫生信息数据元值域代码》《电子病历基本数据集》的要求。

二是平台能够输出符合《卫生信息共享文档规范》要求的临床信息共享文档,医疗信息资源平台能够接收和管理符合《卫生信息共享文档规范》要求的临床信息共享文档。

三是平台能够保障信息标准符合《三级综合医院医疗质量管理与控制指标》《卫生部三级综合医院评审标准》相关标准和要求,梳理出三级医院评审各项评审统计指标所需的数据来源规范。

四是平台能够实现医疗流程改造,满足对外部系统提供标准化交互服务,主要是基本的注册服务和共享文档交换服务,实现"信息共享"和"互联互通"。

(三)医院信息系统集成

医院信息系统集成能够实现医院内部应用系统的一体化数据集成和应用集成,能够形成全院级的患者主索引和电子病历,实现不同信息系统、机构部门间信息资源整合,能够尽量减少不必要的重复建设,继承已有的数据资源和服务,实现业务流程的整合、优化和有效监控管理;能够实现与外部系统互联互通,满足区域的信息共享与协同及医疗卫生监督管理要求。医院信息系统集成主要实现以下六个目标。

第一,基于集成平台实现各信息系统之间的互联互通,并能清晰监督系统之间信息交互过程。

第二,基于主索引实现将患者在不同信息系统的诊疗信息串联起来,使患者诊疗信息能够完整地展现。

第三,医院不同角色用户特别是临床医护人员能够及时获得不同系统的信息,保障信息系统共享的范围和效率。

第四,基于集成平台实现相关业务的质量监控,如院内感染指标监控,院感监控涉及多个业务系统的信息,如 HIS 医嘱、电子病历诊断、检验报告、病理报告等相关指标,通过定义院感监测的关键指标要素,转化为集成平台需要监控的各业务系统的消息,集成平台会收集满足各项指标要求的信息数据传递给院感系统。

第五,为医院临床数据中心建设奠定数据采集、标准化转换的基础。

第六,为医院各信息系统的标准化接口定义符合院方利益的规则,为后续信息化建设积累信息传承基础,极大降低了个别业务系统的升级或更换的困难。

(四)信息资源中心建设

信息资源中心是医疗信息资源平台的核心,由基础信息库、电子病历库、运营管理库、知识库、数据仓库组成。

基础信息库将患者、医疗服务人员、机构、字典和术语进行注册,实现标准化管理。

临床信息结果集的三种不同的集合模式分别形成了临床信息数据库、共享文档库、档案库,这三者共同组成电子病历库。

临床信息数据库是针对患者诊疗信息的结构化数据并存储于数据库,其数据标准遵循电子病历基本数据集标准。

共享文档库是符合卫计委电子病历共享文档规范和电子病历基本数据集标准的 XML 文档,应用于区域医疗信息共享与协同。

档案库是带格式标记(CA/时间戳)的文档(PDF、Word 等),为病历纸质文档的电子化展现,主要应用于医院病案无纸化需求、患者需求、异地医保结算、医疗纠纷举证。

运营管理库是支持医院临床运行的人力资源、后勤物资、财务信息及医疗质量与患者安全四类数据的组成。

知识库则是为临床医护人员提供临床诊疗辅助支持的数据。

医院数据仓库是整合和利用医院业务系统产生的数据,为决策提供支持的一项技术。数据仓库系统专注于回答过去发生了什么,为管理层提供了及时、准确、全面的信息,并根据需要组建不同模型,从而帮助医院的管理层做更好的、基于信息的决策。

三、建设过程

所有的数据中心的技术框架结构大体一致——都是要在逻辑上建立医院信息平台,包括:数据交换集成平台、主数据管理系统和数据中心(不同数据中心,因其业务要求不同,其内部数据存储数据的业务结构就会不同)。

因此,笔者以院内数据中心为例,其建设阶段的详细规划如下。

(一)建设主数据管理平台

主数据管理平台的价值:保证基础数据标准化,系统交互数据标准化,报表数据的一致性。

（二）基础数据、元数据标准制定

通过主数据管理平台定义数据的值域和制定标准。主数据（Master Data，MD）是指系统间的共享数据，它由数据实体（如患者、疾病、药品、供应商、人员和科室等数据）和数据字典（性别、学历等）两部分构成。目前医院有软件系统若干个，在这些系统间能够保证一致的主数据只包括少量数据实体、各系统没有统一的数据字典，因此，医院得不到全局性的统计数据，系统正在产生和不断积累的是越来越多的垃圾数据。系统越多，信息孤岛越多，系统之间没有共同语言，难以实现业务协同继而无法有效地改进业务。通过建立统一的主数据标准，统一各个系统共享数据的标识与内容，为系统之间互联从而更好地支持业务协同奠定基础。因此，基础数据治理，形成全院级基础数据标准势在必行。

1.数据收集及标准化过程

第一，收集目前各个业务系统基础数据情况。

第二，明确基础数据与字典范围。

2.主索引管理（EMPI）

各区域内均有许多属性不同的医疗卫生组织，如综合性医院、专科医院、社区卫生中心、疾控中心、公共卫生机构、医疗保险机构等。而且，每家医院都有自己独立的信息系统和患者管理系统。在同一地区不同机构、不同系统中，要想实现信息的交流与分享，首先要处理好同一患者在各个组织、各个系统中的身份识别与统一的问题。例如，在双向转诊业务方面，规模大的综合性医院的患者都是通过医院的 HIS 系统来管理的，患者的 ID 是单独的。但是在基层的社区卫生中心，全科医师工作站中还存在另一种较为独立的患者识别系统。在这种情况下，患者的主索引系统将会充分发挥其交叉索引的作用，在不影响 HIS 系统和社区医师工作站单独运转的情况下，将相同患者在两个系统中的不同身份识别 ID 进行映射和统一，从而确保了整个转诊业务流程的流畅、高效进行。所以，在区域医疗领域，患者主索引也将产生重要影响。在以患者主索引为基础的地区医疗体系结构中，患者主索引为信息交互的交汇节点，保证了跨组织、跨科室的信息能够迅速和准确地调度。其功能包括以下四个层面的内容。

①对患者：让患者具备各自全面的电子健康和医疗档案，并且能够借助索引在不同的医疗机构抽取自身的有关资料，做到跨区域、跨组织、终身的医疗信息共享。

②对医疗机构：对患者进行统一、有效的管理。能够将患者散落在医嘱、检查检验、影像、用药、收费等不同系统中的信息迅速、精准、全面地整合至电子病历系

统内。在认识病情、进行临床决策、提升医疗质量、开展科研等方面都产生重要影响。它的主要功能是在一个复杂的医疗体系中,将众多医疗信息系统通过单一的患者标记来实现良好的联系,目的是使不同系统间相互联通,确保对同一患者分散在各个系统中的个人信息收集的全面性和精确度。构建患者主索引可以使各大医院的内部系统进行整合,并在各医疗机构之间实现资源共享。

③患者、个人、科室、术语、字典等的注册。

④EMPI 管理。

(三)建设信息交换集成平台

应用集成:通过"主数据管理+ESB"服务总线,服务是注册在服务总线里头,是东华公司在 Ensemble 集成平台工具的基础之上封装的一个产品。

数据集成:通过"主数据管理+数据中心"。

界面集成:电子病历浏览器、患者全息视图、PORTAL。

需要定义各类业务协同和交互的系统服务,定义服务调阅要求和接口,进行集成测试。

(四)各业务系统接口改造

第一,各业务系统基于基础数据标准及接口设计进行系统改造,平台的主数据管理系统负责提供基础数据同步、共享服务功能。

第二,各业务系统基于业务系统交互流程及接口设计进行业务系统改造,系统间的业务信息交互通过平台提供的医院服务总线、事件管理系统、编码/术语与交叉索引系统来支撑实现。

第三,当业务系统数据颗粒度不够细或数据不足,无法支撑接口需求时,需要进行业务系统的改造。

(五)系统集成测试

第一,主数据系统用来完成全院各业务系统基础数据的同步与共享,主数据系统本身需要根据医院制定的基础数据标准先行在系统中进行相关标准配置,待各业务系统的基础数据接口改造完成后,通过主数据系统进行集成测试。

第二,医院企业服务总线、事件管理系统、编码/术语与交叉索引系统共同负责完成全院各业务系统业务交互的互联互通,根据医院制订的业务系统交互流程标准,首先通过事件管理系统进行交互消息建模,将消息结构下发给各业务系统,待各业务系统根据业务系统交互接口标准完成改造后,通过企业服务总线、编码/术语与交叉索引系统进行集成测试。

四、建设基于平台的应用

建设基于平台的应用包括：患者全息视图、闭环管理、临床决策支持、管理决策支持、科研协作、区域协作等。

(一)患者全息视图业务

每个医院的重点专科不同，关注的患者全息视图也不同。平台建设需要针对医院进行业务的详细调研，包括：现有信息系统的建设情况、存储数据的结构化程度、接口开放情况、各个信息系统厂商的配合程度、临床医师的关注内容等，收集并分析整理患者全息视图的基本素材。之后，根据这些基本素材，结合医院重点专科情况，梳理适合医院的专科或者专病患者全息视图。

(二)统一门户应用

医疗门户根据医院角色分别定义，如院领导门户、医务科门户、医师门户、护理部门户等。笔者以医师门户为例介绍。

医师门户是医师工作的一个综合门户，可以整合医师所有行政工作业务、将所有临床相关的质量控制集成一体，关联教学科研工作等，从而达到人、财、物在一个平台上的全面管理，包括：排班计划、医疗质量、手术安排、患者概况、问题病例、协同办公，可完美地管理医师协同办公的功能。通过医师门户，临床医师可以就自己在医院的角色所涉及的各类信息系统形成一个统一的登录入口，并能在一个界面定制临床医师每天需要关注的各类信息。

(三)闭环管理应用

闭环管理业务的核心是规则管理库，规则管理库是建立在数据中心之中的，以《三级综合医院评审标准实施细则(2013年版)》第一至六章为依据，梳理医院闭环管理业务流程、流程中的监控点、监控点的质控要求等。根据闭环管理业务流程进行整合而成的规则管理库。

规则管理库在数据中心内部，供医院各个业务子系统进行调用。实现在各个闭环管理业务中的全流程监控，实现对各类医疗事件的事前、事中和事后综合管理，建立医院从临床到管理再到后勤全院各部门参与的医疗管理体系，形成院内PDCA(计划、执行、检查、修正)持续改进机制，促进医疗管理工作的规范化、专业化、标准化、精细化，最终提高医院基于医疗质量评估与持续改善的能力。

(四)协同医疗应用

通过信息化整合医疗资源,方便患者就诊,提升医疗集团医疗业务协作能力,规范医疗集团医疗质量安全水平,实现以下四方面的建设。

第一,通过诊疗一卡通建设,实现统一预约,支持预约挂号、预约诊疗、预约体检、预约医技等。可在医疗集团内部任——家医院进行预约,全集团内部共享。

第二,实现患者基本信息共享、电子病历共享、检验检查互阅,方便患者在医疗集团内部医疗机构就医,方便医师了解患者历次就诊信息和健康档案。

第三,建立内部医疗资源协作,可在医疗集团内部任意一家医院开立项目,到别院去做,通过整合,实现医疗集团内部医疗资源的高效协作和利用。

第四,建立分级医疗、双向转诊协作机制,一方面,实现小病在社区、大病在医院,重病可通过平台在国内外高端医院找专家会诊;另一方面,实现多家医院的医疗协作和医疗资源互补。

第二节　区域影像数据中心平台的搭建

在全球区域化医疗卫生改革浪潮中,医学影像借助持续快速发展的影像归档和通信系统(PACS)技术率先进入信息化行列。医疗影像诊断正在以"院内PACS→区域PACS→区域医学影像中心"模式发展,将优秀的医疗资源从单个医院解放出来,以辐射其他医院及基层医疗机构进行远程指导,从而平衡医疗卫生资源。

1.医学影像数据查询调阅服务

为便于医学影像数据在放射科和临床科室的调阅,通过平台,便利地获得区域影像中心所提供的共享医学影像数据,为医师提供快速、高效、便捷的即时影像调阅、诊断功能,方便医患沟通、病案讨论、区域会诊。

2.医学影像集中诊断服务

基于区域影像中心系统建立区域医学影像集中诊断服务,尤其是大医院,为区医院、县级医院、社区卫生服务中心、各种体检中心以及民办医疗机构提供专业的医学影像诊断服务。

各医疗机构将医学影像检查图像即时上传到数据中心,平台管理系统会根据设定策略将影像文件消息分发给协议提供集中诊断服务的专家,并即时通知专家对分发到的患者影像进行诊断并出具诊断报告,提交给平台,平台即时将诊断结果反馈给申请的医疗机构。

3.医学影像专科化应用

满足各临床专科大夫即时获得影像及个性化影像处理及分析,实现专科级的个性化 3D 影像即时服务,实现各临床科室的(心血管专科、神经专科、肺科、乳腺、骨科、介入、肿瘤、肝胆等科室)影像的 2D、3D 及虚拟现实的立体重建模式,协助临床诊断、评估、治疗方案、虚拟手术计划、手术影像帮助、治疗评估等,方便临床医师完成对患者从诊断—治疗评估—手术制定—手术过程指导—术后评估的全医疗过程的个性化先进影像即时服务,使医疗过程更安全、更合理,使医师与医师的沟通与协作、医师与患者的沟通更有效。

4.医学影像移动化应用

云计算应用是传统"传输型"到"计算型"架构的颠覆性变革,实现了影像大数据终端"零下载";不依赖高带宽,使医师在任意时间、任意地点、任何环境均可进行高级影像三维处理应用。无论在院内还是院外,大数据医学影像均可通过有线、Wi-Fi、4G 的网络环境,实现在大屏、个人计算机(PC)、笔记本式计算机、手机、便携式计算机等的移动端应用,让全集团影像数据资源触手可及,重构区域影像新模式,从根本上提高临床影像诊断质量,减轻人们就医负担,助力解决"看病难、看病贵"的社会问题。

5.远程医疗核心应用

实时、对称性的影像协同处理才能形成区域内的有效远程医疗应用。

对称性的理解是双向的:上级医院能即时看到他所需要的影像,并做相应的处理及分析;下级医院要将影像设备的大数据能力充分发挥,为上级医院的医疗协作提供充足的数据挖掘空间。影像大数据的即时对称性重建、即时对称性处理等数据挖掘,能使区域医疗的协作价值得到本质的提升。

基于云架构的医学图像处理技术,令影像设备产生的大数据不用"瘦身",全影像数据处理,使协作时的医疗诊断、治疗方案制定、术中医疗帮助、术后评估,更真、更精准、效率更高、协作医疗质量更好,大大提升了区域内协作的积极性,提高了医院的医疗效率,并在不同医疗机构间形成更有效的双向转诊。

平台可以与电子病历或健康档案系统集成,形成包括全影像数据、对称性处理、重建、分析及全电子病历及统一通信的支持,使远程医疗的医疗价值得到本质性提升;本质性改善远程协作的应用体验和应用价值,带给协作医师良好的应用体验,是远程医疗成为常态化应用的根本。

6.学术交流和技术培训服务

区域影像中心系统同时也是区域医学影像学术交流和技术培训平台,医疗卫生主管单位可通过该平台定期组织专家开展学术交流、技术培训和在线教学,专家也将自己的课件和教学视频上传到平台,为广大影像医务人员提供学习资料。

基层医院医务人员通过注册登录到平台,可在线参加专家学术交流、技术培训和在线听课,也可下载相关资料自学,同时开展在线咨询,为基层医务人员提供一个良好的学习和交流平台。

区域影像中心系统在统一通信系统的支持下,更有效地支持了区域内的影像教学,支持医师实时全病历的讨论和分析,支持典型病历的标记和管理,尤其是区域内医学影像协同科研的质量、效率将大幅提升,有效样本大大增加,对区域内医疗水平的整体提升有重要的支撑作用。

7.医学影像数据挖掘统计分析

区域影像中心系统数据资料可根据卫生管理机构或医疗机构需求进行数据统计和挖掘处理,形成医疗影像资源和知识库,同时可建立预警等信息智能处理机制。

影像数据的应用是多种多样的,通过数据支持,可以提高政府部门的管理水平和医疗机构的业务服务能力,实现远程医学,为患者提供各类个性化的医疗管理服务。

医学影像数据挖掘分类表现在两个方面。

①结构化数据挖掘,主要是从区域信息管理系统的数据库中获取,进行区域内疾病分类、疾病特点、疾病分步、疾病预警等智能化大数据挖掘,并以实时及可视化方式直观呈现。

②基于影像数据特诊的自学习数据挖掘,目前集中在对影像数据的分析,用于冠心病的早期智能化分析、中风的智能化分析、早期肺癌智能化分析、乳腺癌智能化分析、早期肝硬化及肝癌的智能化分析等。

①影像图像全部薄层数据都能快速定位、查找。②所有患者的历史影像数据都可以比对、分析。③对异常的影像图像可锁定位置,智能化分析。④可进行高级后处理功能分析,如一键去骨、一键冠脉提取、肺结节分析。⑤将实现深度影像图像分析:血管分析、钙化分析、乳腺癌分析等。⑥通过 3D、4D 全方位立体展现,对身体每个部位给医师呈现直观、清晰和需要的图像。

基于统一存储中心及具有智能化分析、训练、学习和决策功能的统一影像计算中心,在区域大样本影像数据的支撑下,为早期恶性疾病的诊断提供重要的指导信息,并大大降低漏诊。同时,为专家级医师提供医疗工作效率提供非常有价值的智能化影像数据挖掘和决策辅助工具。区域内影像统一计算将最大限度地发挥影像智能分析和挖掘的效力。

一、区域检验数据中心

通过对集团内部医疗机构临床实验室资源整合,建立覆盖全集团内医疗机构的区域临床检验中心,该中心可以实现检验数据全集团共享,检验仪器全集团共享,有效开展临检质控。检验标本由物流统一上门收取,检验结果通过信息平台实时回传到集团协作医院,同时可以在全集团内任何一家医院的医师工作站进行调阅,实现医院集团内检验资源共享。区域检验系统的建设可以极大地提高临床检验质量,避免重复检查,减轻人们就医负担。

(一)标本采集子系统

1.门诊患者

第一,血液室刷就诊卡、医保卡或扫描申请单医嘱号,获得患者基本信息、已收费尚未检验的检验项目、各项目相应容器种类、注意事项、实际检验部门、取报告时间、取报告地点等信息。根据检验部门、样本类型、取报告时间、是否急诊、特殊分类确定打印出信息单张数,每张包括贴在标本容器、申请单的条形码标签和患者取检验报告的条形码回执单。条形码标签内容包括:医嘱号(条形码)、患者的姓名、检验项目、标本类型、检验部门、标本采集时间、采集次数。如果分析仪支持双向通信,产生条形码的同时自动生成标本号;条形码回执单内容包括:医嘱号(条形码)、患者的姓名、性别、年龄、检验项目、标本类型、收费金额、检验部门、标本采集时间、采集人员、取报告时间、取报告地点、注意事项。

第二,医师、护士采集的标本。例如脑脊液,方式与血液相同。

第三,其他标本。例如大便,标本采集信息未在检验系统操作,这些标本在接收标本时,自动处理相关信息。

采集标本的同时完成 HIS 或医师工作站生成申请信息的执行;完成条形码与申请信息的绑定,执行各类申请信息的确认。

2.住院患者

输入床号、住院号或就诊号,选择特定患者,或者按医嘱内容分别选择每个患者需要执行的各类检验项目,打印检验申请单及标本容器条形码。使用标本采集功能,能获得准确的标本采集时间、采集人员,执行住院患者及预缴金患者的收费确认。

(二)院内标本流转子系统

具有本采集标签的样本:检验标本能扫描条码(以条码方式开检验医嘱)或人

工核对标本内容、标本采集时间与当前时间的间隔、标本容器是否合格。不合适标本与相关人员联系,及时准确地纠正。

无本采集标签的样本:检验标本能扫描条码(以条码方式开检验医嘱)或人工核对标本内容、标本采集时间与当前时间的间隔、标本容器是否合格。不合适标本与相关人员联系,及时准确地纠正(具有条码标签的样本接收,准确、无运送接收错误,减轻工作量)。

标本接收功能,支持记录送样本者、接收者、接收时间。

同时,支持实时根据标本类型或者就诊类型院内外送检标本进行标志,支持报表打印核对。

(三)检验设备联机

根据协议规则从设备中进行检验数据的采集,仪器接口保持稳定可追溯,系统保留仪器传输的原始数据格式,然后进行分析转换入库,尽量避免手工直接录入数据。

系统支持串口、并口通信和 TCP/IP 通信。支持各种设备的数据采集。图像数据交换除上述方式外,还可利用图像采集卡交换信息。对于无以上交换方式的设备产生的数据,可通过人工输入数据。人工输入可以以字典数据库方式,输入自定义符号,生成相应语句,如大便颜色、骨髓报告内容等;可以批量输入,如乙肝三系。该功能节约工作量 50% 以上(其他所有 LIS 均能处理一般数据,对于特殊标本无此功能,如肌酐清除率、糖耐量等检验项目。通信方式:绝大部分 LIS 无并口通信功能)。

(四)标本入库、排号

系统提供便捷的批量入库功能(可支持手动或自动生成样本号);对当天检测标本进行排号分类处理,或日后对标本进行预排号分类处理,方便进行分批测试或对未检标本保留。

(五)检验结果处理模块

生化临检,包括实验室临检常规测试、生化等一般业务流程管理分析。

具有识别条码、双向通信的设备直接分析已经处理的原始标本即可;具有识别条码、双向通信、前处理设备者,如血液分析仪 Coulter Gen×sv,生化分析仪 Hitchi7600、Hitchi7170、Beckman C×9,免疫分析仪 Axsmy 等,根据医嘱号(条形码)上传相应标本的患者资料、检验项目、样本类型,下载分析结果、分析仪状态、通信信息。无须人工给予信息、处理,大大节省工作量。无识别样本条形码但具有双向通信功能的设备根据样本位置上传、下载相应信息,显示了样本条码的功能。软件能自动处理各种标本类型的检验项目,对于复杂组合、分散的标本应从检验项目申请、给予患者的申请单、申请单上患者注意事项、检验项目分析、合理的检验报告单全过程自动完成,无须人工处理,如肌酐清除率、糖耐量等检验项目(具有条码标签的样本,可以减少工作量的 20%～40%)。

酶标:酶标系统主要是基于目前实验室有部分常规免疫项目通过酶标仪进行测试分析的情况下为系统用户提供更加方便、快捷易于使用的数据处理、仪器控制系统。

(六)检验数据分析

智能审核:建立双审核制度,先由操作者作为报告人进行初审,然后由经授权的负责人进行复审,系统能够记录历次的修改痕迹。

系统提供智能审核,自动判断是否存在漏检、错检、项目关联比较。

检验结果超出临界限等警示提醒。

历史数据比对:提供患者历史数据分析对比,趋势图、变化率等多种直观表现形式。

(七)查询、统计

记录查询:提供简单、快捷的查询患者记录的功能,可以使用多种查询方式,在任意时间范围,迅速查询患者历次的检验结果记录。

数据统计:实现项目分析、趋势分析、显示超限患者、工作量统计、浮动均值分析、项目平均值、全天数据分析、项目超值统计、直线回归与相关分析、ROC 曲线分析、复做患者分析。可以统计检验单申请医师、申请科室、标本采集者、检验部门、检验者、审核者、检验设备、检验项目、标本类型的实际检验工作量、应收金额、实收金额。

系统提供患者趋势分析:①可以观察患者病情趋势;②是分析实验室检验结果影响状态的一种方法。

(八)报表统计子系统

自定义报表,能方便快捷地添加各种报表,统计各种需要的数据结果。

(九)院内报告发布子系统

对审核后的报告进行数据发布,把数据提交到 HIS 系统,供临床调阅及临时打印,或供体检系统利用。

门诊服务台：在告知的时间和地点的计算机患者可自己刷就诊卡、医保卡或扫描条形码回执单的医嘱号或输入其他信息等，就可方便获得检验报告。如果未获得检验报告，也可观察检验报告结果状态：已申请、已接收、已检验、待复查、已审核通过、已打印、已取走。检验报告应符合一定规范：①报告单大小。②报告单内容、方式，门诊患者结果报告单包括患者姓名、性别、年龄、就诊卡号（或医保卡号）、标本类型、检查目的、是否急诊、检验结果、结果状态、参考范围、检验项目单位名称、检验图形（如有）、申请者、样本采集者、样本接收者、接收时间、审核时间、检验者、报告审核者，以便检验的全过程控制。住院患者结果报告单包括患者姓名、性别、年龄、住院号、科室床位、标本类型、检查目的、是否急诊、检验结果、结果状态、参考范围、检验项目单位名称、检验图形（如有）、申请者、样本采集者、样本接收者、接收时间、审核时间、检验者、报告审核者。③报告单具有有效审核者签名。按医嘱号从网上查询。根据医嘱号查询无患者信息检验结果，既及时得到了检验结果，又节省了再去医院的时间，同时，无患者信息检验结果也在一定程度上起到保密作用。

医师工作站：刷就诊卡、医保卡或扫描条形码回执单的医嘱号或输入其他信息等，就可方便获得检验结果。如果未获得检验结果，也可观察检验报告结果状态：已申请、已接收、已检验、待复查、已审核通过、已打印、已取走。根据检验结果还可获得临床意义。综合临床症状、检查结果（如检验结果、B超报告、放射检查报告等）可提示初步的临床诊断。使用刷就诊卡、医保卡或扫描条码回执单的医嘱号，使患者方便获得检验报告，也可在互联网获得检验结果，无须其他人员帮助，方便了患者。

二、区域内各医院建设要求

（一）建设主数据管理平台

要求医院及医院现有信息系统的承建商与相关公司共同配合，制定基础数据和元数据的标准。

（二）建设信息交换集成平台

第一，要求医院及医院现有信息系统的承建商与相关公司共同协作，制定流程标准，以及流程内各个环节中信息系统与平台的接口标准（包括接口协议、接口数据标准等）。

第二,要求医院现有信息系统的承建商配合改造各自信息系统的接口,通过与平台对接,实现数据交互共享。

第三,如果现有信息系统数据颗粒度不够细或数据不足,无法支撑接口需求,需要改造现有信息系统。

第四,医院现有信息系统的承建商与相关公司配合进行接口联调,实现业务集成。

(三)建设数据中心

要求医院现有信息系统的承建商配合进行数据抽取形成数据中心,实现数据集成。

(四)建设基于平台的应用

要求医院现有信息系统的承建商及协作医院信息系统的承建商与平台或协作医院接入系统开展对接工作,实现界面集成(主要看平台应用的范围)。

三、区域医疗协同实现的意义

本项目建设的经济效益表现为:通过建立一套完整科学的管理体系和区域内医院互联互通、医疗协作支持体系,可以大幅提高管理能力和工作效率,直接提高区域内的患者医疗服务能力,预计在建成后的 2～3 年,每年增加 5％的服务人数。同时降低区域内各类医疗协作业务及服务的管理成本,堵塞管理漏洞,提升医疗质量,保障医疗安全,预计在建成后的 2～3 年,每年降低 5％的集团管理成本。

本项目建设的社会效益表现为:通过区域内统一预约、影像和检验结果互认共享,一方面减少患者的看病费用,另一方面使当地的人们能够及时地享受到核心医院医疗资源的服务。

最终将优势医疗资源的社会效益最大化,有效缓解看病难等现实问题。同时真正实现人们长久以来"花小钱、看大病,不出门、看好病"的迫切愿望,也能探索中国医改道路,提升区域整体医疗卫生事业的水平。

参考文献

[1]王以朋,胡建平,张福泉.医院流程管理与信息化实践[M].北京:中国协和医科大学出版社,2019.

[2]徐培成,沈文杰,陈禹.齿科医院流程管理[M].上海:上海科技教育出版社,2005.

[3]解晓明.现代医院流程管理[M].西安:陕西科学技术出版社,2006.

[4]杨励,邓长辉,戴伟令.医院工作流程管理图集[M].北京:科学技术文献出版社,2018.

[5]周莲茹,黎安明,范振中,等.医院信息系统建设及安全管理[M].北京:北京邮电大学出版社,2011.

[6]施雁,朱晓萍.现代医院护理管理制度与执行流程[M].上海:同济大学出版社,2016.

[7]张健,廖勇凯.医院药学部流程管理[M].上海:复旦大学出版社,2014.

[8]吴欣娟总编;李映兰,岳丽青,马玉芬主编.医院分级管理参考用书外科护理工作标准流程图表[M].长沙:湖南科学技术出版社,2018.

[9]牛江平.医院管理流程图解[M].广州:广东人民出版社,2008.

[10]王琦.现代医院门诊流程管理[M].北京:军事医学科学出版社,2011.

[11]张幸国.医院药房流程重组[M].杭州:浙江大学出版社,2018.

[12]王兴鹏.现代医院SPD管理实践[M].上海:上海科学技术出版社,2019.

[13]鲁超,杨利琦,都鹏飞.医院管理制度汇(下)[M].北京:研究出版社,2017.

[14]鲁超,杨利琦,都鹏飞.医院管理制度汇编(上)[M].北京:研究出版社,2017.

[15]张建忠.医院物理环境安全规划、建设与运行管理[M].上海:同济大学出版社,2019.

[16]徐元元,田立启,侯常敏,等.医院经济运行分析[M].北京:企业管理出版社,2018.

[17]吴锦华,张建忠,乐云.医院改扩建项目设计、施工和管理[M].上海:同济大学出版社,2017.

[18]李亚萍.精益医院物业管理实践服务规范图文版[M].武汉:华中科技大学出版社,2017.

[19]齐慧颖.医学信息资源智能管理[M].武汉:湖北科学技术出版社,2019.

[20]胡雪慧,柏亚玲,张敏.护理工作规范与管理流程[M].西安:第四军医大学出版社,2017.

[21]徐元元,田立启,侯常敏,等.医院全面预算管理[M].北京:企业管理出版社,2014.

[22]何思忠.医院精细化管理[M].芜湖:安徽师范大学出版社,2016.

[23]刘效仿.医院6S管理实战攻略[M].北京:中国中医药出版社,2017.

[24]杨思进.基层医院感染管理实用手册[M].成都:四川科学技术出版社,2018.

[25]吴安华,黄勋.医院感染问答题集[M].长沙:湖南科学技术出版社,2017.

[26]吴兆玉,陈绍成.实用医院医疗管理规范[M].成都:四川科学技术出版社,2019.

[27]王霜.现代医院管理制度研究[M].秦皇岛:燕山大学出版社,2019.

[28]宋世贵.医院护理工作管理规范[M].成都:电子科技大学出版社,2019.

[29]徐世兰,吴佳玉.医院评审评价之医院感染管理常见问题解答[M].成都:四川大学出版社,2017.

[30]刘乃丰.医院信息中心建设管理手册[M].南京:东南大学出版社,2020.